HYGIÈNE

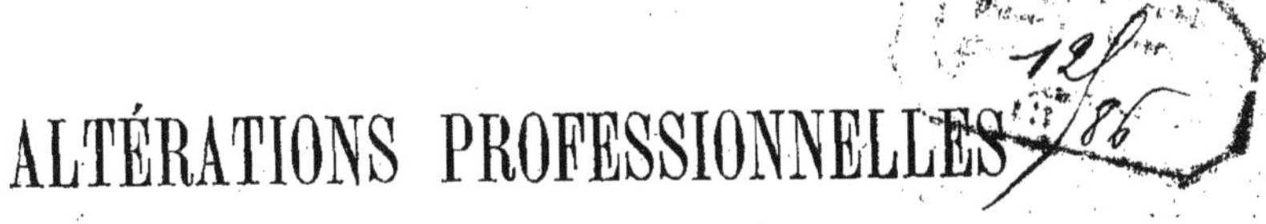

ALTÉRATIONS PROFESSIONNELLES

DE LA BOUCHE ET DES DENTS

PAR

HENRY DIDSBURY

Docteur en médecine de la Faculté de Paris,

Ancien externe des hôpitaux, etc.

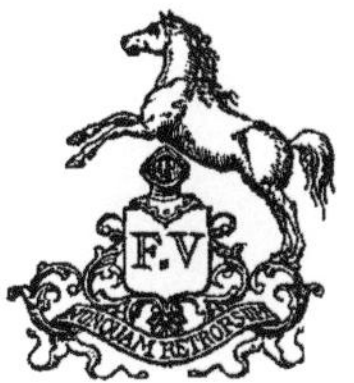

PARIS

F. VIEWEG, LIBRAIRE-ÉDITEUR

67, RUE DE RICHELIEU, 67

—

1885

ALTÉRATIONS PROFESSIONNELLES

DE LA BOUCHE ET DES DENTS

DU MÊME AUTEUR :

DE L'ÉTAT DES GENCIVES CHEZ LES FEMMES ENCEINTES

ET DE SON TRAITEMENT.

Thèse. Paris, 1883 (Parent et Davy édit.).

NOTES

SUR

LES COMPLICATIONS DUES AU TARTRE DENTAIRE.

(Société anonyme des imprimeurs réunis. Paris, 1885.)

HYGIÈNE

ALTÉRATIONS PROFESSIONNELLES

DE LA BOUCHE ET DES DENTS

PAR

HENRY DIDSBURY

Docteur en médecine de la Faculté de Paris,

Ancien externe des hôpitaux, etc.

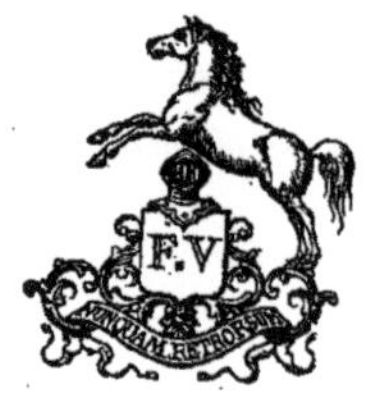

PARIS

F. VIEWEG, LIBRAIRE-ÉDITEUR

67, RUE DE RICHELIEU, 67

1885

INTRODUCTION

Depuis une cinquantaine d'années l'art dentaire a fait des progrès que personne ne contestera. En Amérique, en Angleterre, de vastes collèges sont la pépinière de praticiens instruits et éclairés ; récemment, à Paris, on ouvrait une clinique dentaire et tout fait supposer et souhaiter que dans quelques années elle donnera des résultats aussi féconds que ses devancières étrangères.

De tous côtés on a travaillé, publié, traduit. Or, nous songions depuis quelque temps à apporter notre pierre à l'édifice qui s'élève ; mais surgissait la difficulté de trouver un sujet.

* * *

Technique, et partant aride, un ouvrage a des chances d'être ennuyeux ; de plus, il faut consacrer à de nombreuses recherches un temps considérable dont nous ne pouvions disposer. Nous voulions éviter à tout prix d'écrire un ouvrage destiné à n'être lu que par quelques courageux qui poursuivent quand même leur lecture jusqu'au bout.

L'hygiène mêlée à quelques chapitres de médecine légale devait nous tendre la main et nous fournir un sujet intéressant, non seulement pour le spécialiste, mais encore pour tout le monde.

Voici comment :

*
* *

Maintes fois nous avons assisté, à la Clinique, à l'examen des malades. Cet examen, fait très consciencieusement, amenait constamment cette demande : « *Quel métier faites-vous ?* » Bien des fois la réponse mettait l'interrogateur sur la voie des causes qui amenaient tant de dégâts dans la bouche du patient, mais aussi que de fois la réponse n'éveillait-elle chez le praticien aucun souvenir, aucune relatoin entre la cause du mal et ses effets ; et pourtant, LE MÉTIER EXERCÉ ÉTAIT TOUT ENTIER LE COUPABLE !

Dès lors, notre choix fut fixé.

Il s'agissait de signaler le plus grand nombre possible de professions et de métiers pouvant amener des lésions buccales ou dentaires, afin de rappeler à nos collègues qu'ils ne doivent jamais négliger de rechercher avec soin la cause du mal présenté par le client qui vient dans leur cabinet, dans la profession même de ce client.

*
* *

Dans ce travail, nous voulons donc parler exclusivement des *altérations* PROFESSIONNELLES *de la bouche et des dents,* altérations contre lesquelles l'homme peut se garantir après avoir appris à les connaître.

Comment les dents, les gencives ou la mâchoire arrivent-elles à s'altérer sous l'influence de certaines professions ; quels sont les soins hygiéniques nécessaires à prendre pour prévenir ou guérir ces altérations ?

Telles sont les questions qui doivent faire le sujet de ce volume.

*
* *

Deux raisons principales, parmi beaucoup d'autres, nous ont conduit à poursuivre notre idée d'approfondir ce sujet.

D'abord la question des altérations dentaires professionnelles est complètement inédite ; elle a bien été signalée dans quelques journaux scientifiques français ou étrangers, mais sans ordre, sans méthode, et toujours d'une manière incidente.

Ensuite, ces mêmes altérations professionnelles méritent d'être signalées au point de vue hygiénique. Quels sont, en effet, les sujets qui songent le moins à prendre des soins pour leurs dents et leur bouche ? Ce sont les ouvriers, ce sont tous ceux qui sont obligés d'avoir un métier pour vivre, un métier qui ne leur laisse ni le temps ni même parfois l'argent pour pouvoir recourir aux soins hygiéniques les plus élémentaires. Nous ne parlons pas de l'ignorance, dont la plupart ne sont pas coupables.

Il est donc utile, humain même, d'apprendre à tous les travailleurs quels sont les dangers auxquels les exposent leurs professions ; de leur indiquer les précautions qu'il est possible et indispensable de prendre ; de leur montrer à quels périls ils peuvent s'exposer en négligeant les lois de l'hygiène.

*
* *

Plusieurs ouvrages didactiques ont bien été publiés sur l'hygiène professionnelle ; mais tous atteignent trop souvent les hautes spères de l'érudition pour entrer dans le domaine général.

Aujourd'hui, nous offrons un essai sur l'hygiène de la bouche au point de vue professionnel.

Nous ouvrons la marche, en venant faire connaître les résultats que nous avons acquis par l'expérience ; espérons qu'il viendra un jour où des voix plus autorisées que la nôtre reprendront et achèveront notre tâche.

*
* *

En effet, nous ne nous dissimulons pas les lacunes que présente cet ouvrage. Il est impossible à un seul de connaître tous les métiers. Chaque branche de l'industrie, du commerce, a ses spécialités, et il faudra bien longtemps avant de pouvoir en pénétrer toutes les arcanes.

Cet ouvrage n'est donc pas définitif.

C'est un essai, rien de plus.

Tous les jours on peut nous signaler un nouveau métier ayant rapport à notre sujet. Il sera donc intéressant de reprendre plus tard la question que nous posons aujourd'hui.

Sera-t-il possible de la compléter ? Peut-être, non. Néanmoins, nous serons heureux si avec le temps nous avons pu contribuer, même pour une faible part, à dénoncer les métiers qui peuvent nuire à l'intégrité de l'appareil buccal.

DIVISION.

Les différents chapitres qui composent cet ouvrage se rangent naturellement en deux catégories principales :

1° *Les altérations professionnelles de la bouche et des dents, d'origine* CHIMIQUE ;

2° *Les altérations professionnelles de la bouche et des dents, d'origine* MÉCANIQUE.

* * *

Dans la première catégorie, nous passerons en revue toutes les professions qui sont nuisibles pour la bouche et les dents par suite de l'emploi de certains produits chimiques : le plomb, l'arsenic, le mercure, le phosphore, etc. Il s'agira donc (pour ne citer que quelques professions) des ouvriers peintres, des chapeliers, des doreurs, des ouvriers qui travaillent dans les fabriques d'allumettes chimiques, etc.

Dans la deuxième catégorie, nous parlerons des professions qui sont nuisibles pour la bouche et les dents par suite de certaines manœuvres opérées au moyen des lèvres ou des dents. Il s'agira donc des cordonniers, des souffleurs de verre, des souffleurs de perles, etc., etc.

* * *

Voici, d'ailleurs, la liste des divers chapitres contenus dans cet ouvrage :

PREMIÈRE PARTIE

ALTÉRATIONS PROFESSIONNELLES DE LA BOUCHE ET DES DENTS D'ORIGINE CHIMIQUE :

DEUXIÈME PARTIE

ALTÉRATIONS PROFESSIONNELLES DE LA BOUCHE ET DES DENTS, D'ORIGINE MÉCANIQUE.

* * *

Ajoutons, que dans les descriptions qui feront l'objet de tous ces chapitres, nous ne nous attarderons point à décrire longuement les altérations buccale et dentaire elles-mêmes. Nous nous contenterons d'une description succincte, en renvoyant, pour plus de détails, aux traités classiques.

Ce serait là un travail de pathologie pure, travail qui serait trop souvent aride pour entrer dans le plan que nous nous sommes tracé.

Nous pensons qu'il est préférable de montrer l'ouvrier à son travail, au moment même où il gagne le mal ; en agissant ainsi, les règles d'hygiène que nous aurons à indiquer deviendront bien plus saisissantes, bien plus vivantes, si nous pouvons nous exprimer ainsi.

ALTÉRATIONS PROFESSIONNELLES

DE LA BOUCHE ET DES DENTS

D'ORIGINE CHIMIQUE.

Voici la liste des principales substances chimiques qui peuvent avoir une action toxique sur la bouche et les dents :

Le Plomb ;
Le Mercure ;
L'Arsenic ;
Le Phosphore ;
Les Acides ;
La Morphine.

CHAPITRE Ier

LE PLOMB

Les professions qui ont le plus à souffrir des accidents causés par l'empoisonnement saturnin sont les suivantes :

1° Les ouvriers mineurs qui procèdent à l'extraction de la galène ;

2° Les ouvriers qui emploient le plomb en nature ; étameurs, ouvriers des fabriques de plomb de chasse, fondeurs de caractères, imprimeurs, lapidaires, polisseurs de camées, tisserands sur métiers à la Jacquart, etc ;

3° Les ouvriers qui fabriquent les diverses préparations de plomb : cérusiers, ouvriers des fabriques de minium et de mine orange, ouvriers des fabriques de chromate de plomb, etc ;

4° Les ouvriers qui emploient les diverses préparations de plomb : typographes, fabricants de mèches à briquet, peintres, etc...

*
* *

Nous avons énuméré les principaux corps de métiers soumis à l'influence délétère du plomb ; maintenant, nous allons montrer comment ce métal peut altérer la dentition des ouvriers et indiquer à chacun des règles d'hygiène spéciales.

Mais, avant d'entrer dans les détails particuliers à chacun de ces métiers, nous croyons devoir décrire en quelques lignes, le genre d'accidents que déterminent le plomb et ses divers sels.

*
* *

DESCRIPTION SUCCINCTE DES ACCIDENTS CAUSÉS PAR LE PLOMB.

Les troubles causés par le plomb peuvent se diviser en trois groupes principaux :

1° Troubles de la nutrition ;
2° Troubles de la sensibilité ;
3° Troubles de la motilité ;

1° Les *troubles de la nutrition* consistent en un amaigrissement, une perte d'appétit et une anémie rapides.

L'haleine est fétide ; les gencives sont recouvertes d'un dépôt ardoisé de sulfure de plomb (liséré de Burton).

La peau prend une teinte jaune spéciale, légèrement terreuse.

2° Les *troubles de la sensibilité* sont représentés surtout par des coliques au niveau du creux de l'estomac. La constipation est constante.

Il se produit aussi des crampes musculaires.

Enfin, il faut signaler des accidents cérébraux parfois très graves, accidents désignés sous le nom « *D'encéphalopathie saturnine.* »

3° Les *troubles de la motilité* sont représentés par trois catégories de symptômes : du tremblement ; des paralysies limitées, en général, aux muscles extenseurs et particulièrement à ceux de la main et des doigts ; de l'atrophie musculaire.

Tels sont en quelques lignes les symptômes de l'empoisonnement par le plomb. Ces symptômes se trouvent décrits minutieusement dans tous les ouvrages classiques [1] et dans les articles de dictionnaires [2].

Nous n'avons point à nous y appesantir dans ce volume. Seule, la description des accidents de la bouche paraît devoir nous arrêter quelques instants.

— Le *liséré saturnin* ou *de Burton*, qu'on rencontre chez les sujets empoisonnés par le plomb, s'observe généralement à toutes les périodes de l'intoxication, soit qu'il provienne d'un dépôt de sulfure de plomb que laisseraient les poussières métalliques à leur passage dans la bouche, soit qu'il résulte d'une sorte d'élimination du métal par les glandes buccales et par les gencives.

Les dents, particulièrement les incisives et les canines de la mâchoire inférieure, sont entourées d'un liséré ardoisé de 2 à 3 millimètres de largeur. Quelquefois, les gensives sont boursouflées et saignantes ; mais, le plus souvent, elles s'amincissent au niveau du liséré et laissent les dents déchaussées, avec une teinte d'un brun clair particulier.

On trouve encore des plaques ardoisées sur la muqueuse des joues et des lèvres, plaques qui paraissent se produire au niveau des petites ulcérations correspondant aux amas de tartre ou aux dents cariées.

1. Traité de pathologie de Jaccoud et tous les autres.
2. Dictionnaire de Jaccoud. — Dictionnaire de Dechambre, etc.

L'haleine a une odeur repoussante et les malades accusent une saveur à la fois sucrée et styptique.

ARTICLE Ier

OUVRIERS DES MINES DE PLOMB

Le plomb est retiré d'un minerai connu sous le nom de *galène*, qui n'est que du sulfure de plomb.

La galène se rencontre dans beaucoup de contrées : en Hongrie, en Saxe, en Silésie, en Espagne, en France, etc. En France, les principales usines à plomb se trouvent à Poullaouen, en Bretagne, et à Pontgibaud, en Auvergne.

L'ouvrier qui descend dans la mine pour extraire la galène se trouve sans cesse exposé à des poussières chargées de plomb. Ses mains, son corps sont fatalement recouverts d'une véritable gangue de sulfure de plomb. L'absorption du plomb ne peut manquer de se faire, puisqu'il y a chez cet ouvrier deux des meilleures conditions réunies : la bouche et les voies respiratoires qui absorbent les poussières, la peau qui est presque toujours en contact direct avec la galène, étant donné que la nudité absolue, ou à peu près, est le costume traditionnel de tous les mineurs.

Le traitement que subit le minerai, une fois qu'il est extrait de la mine, et surtout la nécessité d'agiter le plomb quand il est en fusion, est encore une cause d'intoxication saturnine. Les ouvriers, chargés de ce travail, sont soumis à des vapeurs nuisibles qui les empoisonnent à la longue, surtout s'ils se livrent à des excès de boissons et s'ils travaillent un trop grand nombre d'heures par jour.

La fonte du plomb est placée dans la seconde classe des établissements insalubres.

*
* *

— Voici les règles d'hygiène spéciales [1] qu'on doit imposer aux mineurs des mines de plomb et aux ouvriers des usines de plomb :

Les mineurs ne doivent jamais travailler pendant un long espace de temps sans prendre du repos en dehors du lieu de travail lui-même, c'est-à-dire au grand air. Cette loi hygiénique, qui s'impose à tous les ouvriers maniant le plomb ou ses composés, doit être particulièrement signalée ici, en raison des profondeurs auxquelles travaillent les mineurs.

Il faut ventiler convenablement et constamment le lieu de travail.

Quant aux mineurs, ils ne doivent jamais négliger de sortir de la mine pour faire leur repas. Rien n'est plus

1. Il ne peut être question ici que de règles hygiéniques absolument particulières et malheureusement parfois fort courtes :

D'abord, parce que la plupart des précautions que nous avons à indiquer restent dans le paragraphe des règles générales qui se trouve à la fin de chaque chapître ; ensuite, parce que notre ignorance, nous devons l'avouer, nous oblige souvent à nous taire.

Pour signaler tous les dangers d'un métier, il faudrait l'avoir pratiqué ; or personne ne peut exiger de nous une connaissance approfondie de tous les métiers. La science universelle n'est point du domaine de l'homme.

nuisible que de manger dans les galeries d'extraction de la galène.

Les mineurs de toutes catégories ont l'habitude de descendre chaque matin dans la mine, munis de provisions, généralement de deux tranches de pain entre lesquelles se trouve placé du beurre, du jambon, ou tout autre aliment. Cet usage, quoique éminemment pratique, est mauvais. Il est préférable que le mineur se fatigue un peu plus en se donnant la peine de remonter au jour, que de manger au milieu des poussières de plomb, fussent-elles, comme dans la galène, à l'état de sulfure.

ARTICLE 2

OUVRIERS ÉTAMEURS

L'étamage est, comme on le sait, une opération qui consiste à recouvrir certains métaux d'une épaisseur plus ou moins considérable d'étain ou d'un alliage d'étain et de plomb.

Les étamages à l'étain fin sont réservés presque exclusivement pour les objets de valeur. Au contraire, les étamages au moyen de l'alliage de plomb et d'étain sont d'un usage courant.

Pour étamer, on commence par décaper la surface à recouvrir ; ensuite, on chauffe le métal et on verse dessus l'étain fondu, ou l'alliage d'étain et de plomb fondu.

On comprend combien cette pratique doit être dangereuse par suite des produits gazeux pyrogénés qu'elle détermine forcément.

Les ouvriers des fabriques de fer-blanc sont particulièrement soumis à cette insalubrité. Leurs dents sont presque toujours en très mauvais état.

On peut en dire autant de tous les étameurs : étameurs en objets de cuivre, étameurs en vases de fonte, etc.

— Deux points hygiéniques principaux doivent être considérés : le premier est du ressort des patrons et des directeurs d'usine ; le second, du ressort des ouvriers.

Il faut engager les patrons à ne se servir que de l'étamage à l'étain fin. Ce conseil se concilie peut-être assez mal avec les exigences de la caisse de l'usine, mais il est de premier ordre pour la santé des ouvriers.

Une des précautions hygiéniques les plus importantes à prendre pour l'ouvrier étameur, c'est de ne jamais verser l'étamage fondu sur le métal à étamer, sans être au grand air ou tout au moins dans une pièce largement ventilée.

Il serait bon aussi qu'il pût s'appliquer sur la bouche et les narines, un petit masque analogue aux appareils connus sous le nom de goudronnières.

Enfin, après chaque période d'étamage, l'ouvrier pourrait se laver non seulement les mains, les bras et la figure, mais encore la bouche, les dents et les narines.

On lit dans le Dictionnaire d'hygiène publique et de salubrité, publié par Ambroise Tardieu[1] : « L'étamage des tôles dérochées est sans contredit l'opération la plus insalubre de celles qui se pratiquent dans les fabriques de fer-blanc. Aussi, Darcet a-t-il donné la description détaillée d'un appareil ventilateur qui a fonctionné avec le plus grand succès dans la fabrique de fer-blanc de M. Mer-

1. Dict. d'hyg. publ. et de salubrité d'Ambroise Tardieu : article Fer-blanc, page 10. Vol. II.

tian, à Montataire (Oise). Cet appareil se compose d'un grand fourneau adossé à l'un des gros murs de l'atelier, couvert à une hauteur convenable par une grande hotte conduisant au dehors, et à une élévation suffisante, les produits gazeux pyrogénés auxquels le travail de l'étamage donne lieu. »

ARTICLE 3.

OUVRIERS LAPIDAIRES. — POLISSEURS DE CAMÉES.

Les ouvriers lapidaires présentent assez fréquemment des accidents saturnins, et, par suite, des altérations dentaires.

On sait, en effet, que pour tailler certaines pierres précieuses, on se sert de roues en plomb recouvertes d'émeri. Ces roues en plomb, animées d'un mouvement rapide, s'usent vite ; il se répand ainsi de nombreuses particules de plomb dans l'atmosphère.

— Quant aux ouvriers polisseurs de camées, la cause de leur intoxication est à peu près la même que celle qu'on observe chez les ouvriers lapidaires.

Le polissage des camées se fait au moyen de petits cylindres de plomb ; et, comme cela doit forcément arriver, le plomb s'use pendant que le camée se polit.

De là des poussières chargées de plomb dans l'atmosphère ambiante, et une absorption constante de ces poussières par les poumons et par les voies digestives.

* * *

Il faut que les ouvriers lapidaires renoncent à employer les roues de plomb pour les remplacer par celles en étain. L'étain n'a pas assurément la mollesse du plomb ; mais, s'il retient un peu moins bien la poussière d'émeri sur ses parois, il a l'avantage immense de ne pas être nuisible pour la santé.

— Les polisseurs de camées doivent employer des cylindres de cuivre à la place des cylindres de plomb.

Le cylindre de cuivre, prétendent-ils, est trop dur, trop peu malléable ; il leur fait briser trop de camées. Cette objection n'est certes pas dénuée de fondement, mais nous croyons qu'en prenant un plus de soins dans l'accomplissement du travail délicat qu'ils sont chargés d'accomplir, ils parviendront facilement à remédier à cet inconvénient ; et, par dessus tout, ils pourront conserver leur santé.

ARTICLE 4.

OUVRIERS TISSERANDS SUR MÉTIERS A LA JACQUART.

C'est en 1842 que le docteur Dalmenesche a signalé pour la première fois l'influence nocive des métiers à la Jacquart.

Les villes de Rouen et de Lyon se sont occupées avec soin de cette question si importante pour leurs colonies ouvrières. Voici ce qu'elles ont constaté après un examen approfondi de la question.

Le rapport des médecins de Rouen[1] conclut que :

1. Rapport fait au conseil de salubrité de Rouen par MM. Hellis, Flaubert et Pillore, sur les accidents observés chez les ouvriers travaillant aux métiers à la Jacquart (6 juillet 1850).

« les coliques dont les ouvriers tisserands, travaillant aux Jacquarts, sont atteints, prennent leur source dans l'usage des plombs qui tendent leurs fils, dont le mouvement continuel dégage une poussière qui n'est autre que du carbonate de plomb ou céruse ».

Le rapport des médecins de Lyon[1] est négatif. Il conclut que la colique de plomb est extrêmement rare dans tout le Lyonnais.

Pour notre part, nous avouons n'avoir jamais constaté d'altérations dentaires plus nombreuses chez ces ouvriers que chez beaucoup d'autres qui ne manient ni le plomb ni aucun de ses sels. Il est vrai que Paris n'est pas un centre d'observation suffisant pour pouvoir juger cette question ; Paris renferme trop peu d'ouvriers tisserands travaillant aux Jacquarts.

*
* *

Comme règles hygiéniques pour les tisserands, nous ne pouvons mieux faire que de citer les conclusions du rapport des médecins de Rouen.

Voici comment MM. Hellis, Flaubert et Pillore s'expriment :

« Quand l'atelier est planchéié, la poussière de couleur noirâtre, qui tombe sous le métier, avertit que le plomb commence à poudrer ; si alors l'ouvrier a l'attention d'enlever cette poussière et de tenir son métier

1. Rapport fait au conseil d'hygiène de Lyon par une commission composée de MM. Rougier, Pointe, Ratier, Candy et Roy, sur les accidents observés chez les ouvriers qui travaillent aux métiers à la Jacquart.

proprement, en le nettoyant tous les dimanches, il ne sera point atteint.

« La fréquence des accidents dépend aussi du soin qu'on apporte à renouveler les plombs. Ceux qui sont neufs, bien droits, se conservent très longtemps en cet état et ne causent aucun accident. Mais, il n'en est pas de même de ceux qui sont tordus ou détériorés par un trop long usage.

« Depuis de longues années, beaucoup d'ouvriers ont adopté l'usage de vernir les plombs, tantôt avec de l'huile cuite, d'autres fois avec le vernis ordinaire, ce qui préserve bien, tant ce que vernis subsiste ; mais il faut le renouveler chaque année.

« Nous pensons que les soins d'une propreté rigoureuse et le renouvellement des plombs difformes ou excoriés suffiraient, dans la plupart des cas, pour prévenir tout accident.

« L'usage du vernis suffisamment renouvelé nous paraît aussi un bon préservatif.

« Néanmoins, il y aurait tout avantage à substituer la *fonte* au plomb pour tendre les fils dans les métiers à la Jacquart. »

Ajoutons que depuis longtemps, à Paris, les industriels ont substitué la fonte au plomb. C'est encore là une des raisons qui ont dû nous empêcher d'observer des cas de gingivite saturnine chez les ouvriers tisserands travaillant aux Jacquarts.

ARTICLE 5.

OUVRIERS DES FABRIQUES DE PLOMB DE CHASSE.

La fabrication du plomb de chasse présente des dangers en raison des vapeurs qui se répandent.

Le plomb de chasse, comme on le sait, est un alliage de 100 parties de plomb, et de 0,3 à 0,8 d'arsenic ; alliage destiné à donner au plomb fondu cette propriété curieuse de former des gouttelettes parfaitement sphériques lorsqu'on le laisse filtrer à travers une sorte d'écumoir pour tomber ensuite d'une très grande hauteur.

La fonte du plomb, la formation de l'alliage et la chute du composé métallique ne manquent pas de répandre des vapeurs nuisibles dans la fabrique. Ces vapeurs sont doublement nuisibles puisqu'elles sont le résultat de deux toxiques : le plomb et l'arsenic !

Néanmoins, les altérations des dents par empoisonnement saturnin sont assez rares chez les ouvriers de ces fabriques. On en observe des cas surtout quand le fourneau, la chaudière et la cheminée du fourneau sont mal installés.

* * *

Nous n'avons rien de spécial à signaler au point de vue des soins individuels.

Les règles d'hygiène à indiquer doivent s'adresser avant tout aux directeurs des établissements.

Il faut que le fourneau de la chaudière dans laquelle

se forme l'alliage soit placé sous une voûte en maçonnerie munie d'une cheminée permettant aux vapeurs de s'élever dans l'air sans se répandre dans la fabrique. Il faut, en outre, que l'orifice de la voûte en maçonnerie par lequel on verse le plomb et l'arsenic puisse être fermé hermétiquement au moyen d'une forte porte de fonte.

ARTICLE 6.

FONDEURS DE CARACTÈRES D'IMPRIMERIE. — POLISSEUSES DE CARACTÈRES. — IMPRIMEURS.

Les caractères d'imprimerie sont un composé de 67 parties de plomb, 5 d'étain, 3 de cuivre et 25 d'antimoine.

L'association du plomb aux divers autres métaux qui entrent dans la composition des caractères d'imprimerie doit forcément amener des accidents saturnins chez les fondeurs de caractères, les imprimeurs et les polisseuses de caractères.

Les fondeurs sont soumis, comme les ouvriers des fabriques de plomb de chasse, à des vapeurs délétères.

Les imprimeurs peuvent être intoxiqués, d'abord parce qu'ils manient continuellement les caractères d'imprimerie, ensuite parce qu'ils ont presque tous la fâcheuse habitude de porter ces caractères dans la bouche afin de faire davantage de besogne.

Quant aux polisseuses de caractères, elles sont bien plus sujettes à l'intoxication saturnine que les deux catégories précédentes. On comprend, en effet, qu'elles doivent être soumises à des poussières extrêmement abondantes et parfaitement nuisibles.

Les imprimeurs et les polisseuses de caractères ont presque toujours des dents et des gencives très altérées.

Les fondeurs de caractères sont moins atteints.

*
* *

Les règles d'hygiène à indiquer aux ouvriers fondeurs de caractères ne présentent rien de particulièrement intéressant à signaler. Nous renvoyons donc le lecteur au paragraphe d'hygiène générale que nous avons placé à la fin de notre étude sur le plomb.

Quant aux imprimeurs, ils ne doivent jamais porter les caractères d'imprimerie à leur bouche ; ils ne doivent jamais se servir de caractères usés et ne jamais toucher aux caractères d'imprimerie s'ils ne sont pas parfaitement nettoyés. S'il leur est impossible de ne pas mettre les caractères d'imprimerie dans la bouche, soit par inadvertance, soit par négligence, ils doivent ne jamais manquer de se rincer la bouche, plusieurs fois par jour, avec de l'eau alcaline (eau de Vichy) ou de sucer quelques pastilles à base de sel de Vichy, afin d'éviter l'acidité de la salive qui est si dangereuse pour eux.

ARTICLE 7.

OUVRIERS DES FABRIQUES DE CHROMATE DE PLOMB. PASSEMENTIERS QUI PRÉPARENT LES MÈCHES A BRIQUET.

Les ouvriers qui fabriquent le chromate de plomb présentent parfois des accidents saturnins. Mais il faut reconnaître qu'en général ils subissent plutôt l'influence délétère du chrome que celle du plomb.

Au contraire, les passementiers qui préparent les mèches à briquet sont assez souvent intoxiqués par le plomb. Le professeur Proust a même observé un cas de mort dans son service hospitalier [1].

C'est à M. Chenet [2] qu'on doit les meilleures observations sur ce sujet.

Les mèches à briquet sont faites de coton de mauvaise qualité, trempé dans une lessive de chromate de plomb. C'est pendant le travail de *dévidage* de ces écheveaux, travail qui se fait au moyen d'une bobine mue à la main, que l'ouvier est soumis aux poussières nuisibles. L'ouvrier est obligé d'avoir le visage au-dessus du métier !

*
* *

Nous n'avons rien à signaler aux ouvriers des fabriques de chromate de plomb, en dehors des règles d'hy-

1. Proust, *Traité d'hygiène.*
2. Proust, *Traité d'hygiène.*

giène générales nécessaires à toutes les professions en contact avec le plomb.

Quant aux passementiers qui préparent les mèches à briquet, le mieux est de leur conseiller l'emploi des chromates inoffensifs. Le chromate de manganèse proposé par le professeur Bouchardat est un excellent moyen pour remédier aux accidents saturnins. Le professeur Proust propose l'emploi du nitrate de potasse.

ARTICLE 8

OUVRIERS DES FABRIQUES DE MINIUM ET DE MINE ORANGE

Le minium et la mine orange sont des agents d'intoxication extrêmement puissants.

Nous ne saurions mieux montrer par quel moyen le saturnisme se développe chez les ouvriers qui s'occupent de leur fabrication, qu'en citant le passage de Tardieu[1] : « Le minium, dit-il, est un oxyde de plomb intermédiaire entre le protoxyde et le bioxyde de composition variable. On l'emploie en grande quantité dans la fabrication du cristal.

« Pour l'obtenir, on commence par fondre au contact de l'air, dans de grands fourneaux à réverbères, des saumons de plomb métallique très pur, en agitant fréquemment avec un ringard. Cette première opération donne une poudre verdâtre, qui est un mélange de massicot et de plomb métallique, que l'on sépare par la lévigation. Le massicot, ainsi purifié, est étendu sur de larges surfaces chauffées où il sèche et prend une teinte

1. Dict. d'hygiène de Tardieu.

plus foncée. On le ramasse alors dans des caisses plates de tôle que l'on remet au four pour une nuit ; puis on tamise et l'on enfourne encore pendant toute la nuit. Les caisses qui contiennent le minium sont alors portées dans un atelier où le produit est soumis au blutage. Les parties incomplètement oxydées, ou grabots, sont broyées à la meule. On procède enfin à l'embarillage.

« Les ateliers où ont lieu ces diverses opérations, et les ouvriers qui y sont employés, *sont littéralement couverts d'une poudre rouge* dont les propriétés délétères ne sont pas moins à redouter que celles de la céruse. »

La *mine orange* a les mêmes inconvénients que le minium. La mine orange n'est d'ailleurs que du minium moins coloré ; elle s'obtient en décomposant le carbonate de plomb par son chauffage au contact de l'air.

*
* *

— La meilleure hygiène pour les ouvriers de ces fabriques est celle que les cristalleries de Baccarat et de Saint-Louis ont déjà songé à prescrire depuis des années.

Il faut d'abord que ces ouvriers travaillent en plein air ; ensuite qu'ils ne travaillent jamais plus d'une semaine de suite.

Il va sans dire qu'ils doivent prendre des soins de propreté aussi méticuleux que possible.

ARTICLE 9

OUVRIERS CÉRUSIERS

On donne le nom de *cérusier* à l'ouvrier qui fabrique la céruse (carbonate de plomb ou blanc de plomb).

La fabrication de la céruse est assurément la principale cause de l'empoisonnement par le plomb. On a bien amélioré les conditions des ouvriers cérusiers, mais tout danger n'est pas encore disparu.

Les principales fabriques de céruse françaises sont situées aux environs de Paris et de Lille.

Voici comment Tardieu[1] écrit le procédé employé à Clichy pour la fabrication de la céruse : « Dans un certain nombre de loges, sont disposés, en couches alternatives séparées par du fumier ou de la tannée, des pots de grès sur lesquels reposent à plat les lames ou les grilles de plomb, et qui contiennent au fond environ un demi-litre de vinaigre de mélasse ou de bois très faible, l'acide ne devant servir qu'à l'oxydation du métal. Sur les lames on dispose des madriers de 6 à 8 centimètres d'équarissage, laissant entre eux des carrés de 1 mètre environ : le tout est recouvert de planches jointoyées sur lesquelles on étend une couche de fumier épaisse de 40 centimètres environ. Le plomb reste en loge de 6 semaines à 2 mois dans le fumier, et 3 mois environ dans la tannée. Chaque loge donne 8,000 kilog. de blanc pour 10,000 kilog. de plomb employé ; il en reste 4,500 kilogs non carbonaté.

1. Dict. d'hygiène de Tardieu.

« Lorsque les couches sont défaites, les lames déroulées à la main sont transportées dans des bacs, puis soumises à un premier triage, après lequel elles sont jetées sur une toile sans fin qui les conduit entre des rouleaux cannelés où se fait la séparation du carbonate et du plomb métallique. L'un et l'autre sont recueillis dans des appareils fermés, contenant des caisses à roulettes qui, lorsqu'elles sont pleines, peuvent être roulées dans les autres parties de l'atelier. Les écailles sont traitées comme les lames sur un système de cylindres qui les triturent et en séparent les dernières portions de plomb. On les jette dans une trémie et la céruse tombe dans un grand cuvier à double couvercle. L'appareil tout entier est enfermé dans une espèce de grande armoire à double et triple porte ; il en existe une semblable à chaque angle de l'atelier. Il ne se produit d'ailleurs dans cette pièce d'autre ventilation que la ventilation naturelle. Les cinq ouvriers employés au triage qui précède l'écaillage, travaillent avec de gros gants de peau. Il se dégage une poussière assez considérable.

« Les lames de plomb décarbonatées sont, ou directement remises en pots, ou reportées à la fonderie. Quant à la céruse, lorsqu'on veut la retirer du cuvier, on interrompt le travail pendant un certain temps pour éviter la poussière, ou l'on jette dans la masse une certaine quantité d'eau par une espèce de pomme d'arrosoir et on enlève la céruse à l'état de pâte.

« De là, la céruse passe à la meule ; il y a vingt paires de meules horizontales ; la céruse mélangée avec l'eau en traverse successivement huit et sort à l'état de pâte fine ; les huit paires de meules font 5,000 kilog. par jour.

« La céruse en pâte est enlevée dans des espèces de truelles et montée, à l'aide d'une poulie mue par la vapeur, dans le séchoir placé à l'étage supérieur. Ce séchoir est à air libre et chauffé, dans certaines parties, par des poêles et un courant d'air chaud. On met la pâte dans les pots avec une main de cuivre, et chaque jour on apporte au séchoir environ 3,000 pots qui doivent contenir chacun 1 kilog. 1/2. Ces pots sont extérieurement tous imprégnés de céruse : les ouvriers les transportent à la main ; de sorte qu'ils ont les mains habituellement couvertes de céruse.

« La dessication ne doit pas être trop prompte : on laisse la céruse en pots de huit à dix jours.

« On la dépote ensuite sur les planches mêmes du séchoir, où on laisse le pain de céruse encore quatre ou cinq jours; après quoi, les pains sont transportés dans des auges qui descendent mécaniquement dans une étuve à air chaud.

« L'étuvage est indispensable; la céruse non étuvée ne se broierait pas bien. Elle reste à l'étuve de quinze jours à trois semaines. Celle-ci est chauffée de 60 à 80 degrés.

« Une partie de la céruse est vendue en pain et ne reçoit pas d'autre préparation que celle dont nous venons de parler, mais la plus grande partie est moulue à l'état de poudre. La pulvérisation s'opère dans un moulin à noix ; la poudre tombe dans des bacs enfermés dans de doubles portes.

« La céruse en pain est enveloppée dans du papier peint et les pains sont entassés dans des barils.

« La céruse en poudre est mise dans des tonneaux au moyen d'une poche en cuivre ; un disque de bois sur lequel agit une presse à vis sert à tasser la poudre.

« Une autre partie de la céruse délayée à l'eau est cylindrée, puis broyée dans un pétrin d'huile. On emploie

8 ou 10 0/0 d'un mélange de 2/3 d'huile d'œillette et de 1/3 d'huile de lin ; l'huile d'œillette a la propriété de séparer l'eau par son seul mélange avec la céruse.

« La céruse à l'huile se conserve parfaitement pendant un an. Ce n'est qu'au bout de ce temps que la dissication commence et seulement à la surface. »

Nous tenions à rapporter ici le détail de la fabrication de la céruse, à cause de l'importance considérable que cette substance tient parmi les causes néfastes à la santé humaine.

Le procédé que nous venons de décrire est le procédé hollandais, celui qu'on emploie partout aujourd'hui.

En raison de l'action nocive de la céruse, il va sans dire que les dents des cérusiers sont toujours horriblement malades. C'est à ces ouvriers surtout qu'il convient de rappeler les lois de l'hygiène.

* * *

— Le gouvernement s'est occupé de la question de la fabrication du blanc de plomb et de l'emploi de cette substance dans l'industrie et dans les arts. Plusieurs fois même, il a tenté de la supprimer. Voyons à quels résultats pratiques il est arrivé.

Voici ce que le professeur Tardieu [1], rapporteur d'une commission composée de MM. Chevreul, Magendie, Regnault, Séguier, Bussy, Legentil, Barbier, Davenne et A. Tardieu a écrit :

« En résumé, dit-il, la fabrication de la céruse, dange-

1. Dict. d'hygiène de Tardieu.

reuse seulement par l'imperfection des procédés employés, n'offre plus, aujourd'hui, aucune cause réelle d'insalubrité, qui puisse être de nature à justifier la suppression de cette industrie. Il serait sans raison comme sans justice de fermer, comme compromettant la vie des ouvriers, des usines où dans toute une année on n'en rencontre pas un seul atteint d'affections saturnines. Il appartient, d'ailleurs, à l'autorité supérieure de rendre la fabrication absolument sans dangers, soit par un nouveau classement de cette industrie, soit en imposant aux fabricants et aux cérusiers, par des règlements formels, l'adoption de moyens de préservation que la science indique et que l'expérience a déjà consacrés. »

Voici, d'autre part, les conclusions hygiéniques [1] de la commission de l'Académie des sciences, composée de MM. Rayer, Pelouze et Combes :

« Les maladies des ouvriers cérusiers peuvent être généralement prévenues par la *substitution des procédés mécaniques au travail manuel* dans les opérations où les hommes sont obligés de toucher et de manier la céruse ;

« Par *l'intervention de l'eau* dans la séparation des écailles des résidus de plomb, la pulvérisation de ces écailles et le criblage qui la suit ;

« Par la *substitution du moulage en prismes ou en briques, à l'empotage de la céruse* broyée à l'eau ;

« Par le *broyage à l'huile*, dans la fabrique même, à l'aide d'appareils convenables, de toute la céruse qui subit cette manipulation avant d'être mise en œuvre ;

« Par la *clôture dans des chambres isolées des ate-*

1. Compte-rendu de l'Académie des sciences. Paris, 1849, t. XXIX, p. 575.

liers, de tous les mécanismes servant à la pulvérisation, tamisage ou blutage à sec de la céruse, lorsque ces opérations sont indispensables. On préviendrait l'issue de la poussière par les ouvertures nécessaires à l'introduction des matières et au passage des arbres de transmission du mouvement, par des courants d'air dirigés vers l'intérieur des chambres, qui seraient, à cet effet, surmontées d'un tuyau en forme de cheminée, s'élevant au-dessus du toit, et en faisant tourner les arbres de transmission dans des anneaux de matière élastique, ou des bourrelets constamment humectés et fixés aux parois.

« Enfin, on complétera ces mesures par *une ventilation très active* des ateliers et des précautions hygiéniques d'une observation facile aux ouvriers ».

ARTICLE 10.

OUVRIERS PEINTRES.

Les ouvriers peintres, comme les ouvriers cérusiers, sont soumis sans cesse à l'action toxique du plomb.

L'opération la plus dangereuse de leur profession est incontestablement celle qui consiste à gratter les bois couverts de peinture à la céruse.

Pendant ce travail, il se dégage un flot de poussières chargées de plomb extrêmement nuisibles pour les ouvriers.

D'ailleurs, presque tous les peintres qui travaillent au ponçage sont intoxiqués par le plomb ; et, en tous les cas, il n'en est pas un seul qui ne présente des altérations buccales profondes.

*
* *

Le vénérable directeur du Muséum, M. Chevreul, conseille aux ouvriers peintres de commencer par humecter avec de l'eau seconde la surface teinte à gratter.

Voici quelles sont les instructions données par le conseil de salubrité de la Seine au sujet des précautions à prendre pour les ouvriers peintres :

« Les ateliers et chantiers doivent être bien aérés et largement ouverts partout où il peut se produire des poussières provenant du broyage, ponçage et brûlage des couleurs et peintures plombifères.

« Les ouvertures doivent être laissées béantes toutes les fois que des peintures à la céruse seront apposées sur les murs, les meubles, etc., tant que celles-ci ne seront pas desséchées.

« Les blutages ou tamisages, transvasements, mélanges de couleurs, ne doivent pas être faits dans le local où séjournent habituellement les ouvriers.

« Toutes les parties de l'atelier doivent être lavées à grande eau chaque fois que des poussières toxiques se seront produites et déposées sur les murs, les charpentes, le mobilier, etc.

« Le patron, ou en son absence le chef d'atelier, est tenu de surveiller sévèrement la mise en pratique de ces précautions, et de s'assurer que ses ouvriers, avant d'aller prendre leur repas, quittent leur blouse de travail et procèdent aux soins de toilette nécessaires.

« On ne peut que désapprouver entièrement le broyage de la céruse sèche à la main, et son mélange à l'huile au moyen de la molette. Cette pratique est la cause d'un grand nombre d'accidents. Il est de beaucoup préférable, pour broyer la céruse avec les diverses couleurs, de prendre celle qui a été préalablement mélangée à l'huile dans les fabriques ».

HYGIÈNE A SUIVRE POUR ÉVITER LES ACCIDENTS TOXIQUES DU PLOMB.

Ce paragraphe d'hygiène sera divisé en deux parties distinctes :

La première (A), qui aura pour objet l'hygiène générale des ouvriers qui manient le plomb ou ses dérivés.

La seconde (B), qui sera exclusivement réservée aux soins hygiéniques de la bouche et des dents, nécessaires à prendre pour éviter la nocuité du plomb.

A. — *Hygiène générale.*

Les ouvriers placés dans des conditions favorables à l'absorption du plomb doivent savoir avant tout que cette absorption se fait :

Par le contact des parcelles ou des poussières de plomb avec la peau ;

Par la bouche ;

Par les narines ;

Par le jeu de la respiration.

L'absorption du plomb est surtout dangereuse quand elle se produit par la bouche.

Etant donné ces notions aussi simples à comprendre que faciles à retenir, les ouvriers dont il s'agit doivent se soumettre avec le plus grand scrupule aux lois hygiéniques suivantes :

Avoir des soins de propreté constants ;

Se nourrir convenablement ;

Prendre au moins deux fois par mois quelques jours de repos ;

Dès le début du plus petit accident saturnin, avoir recours aux conseils d'un médecin.

*
* *

Comme soins de propreté, voici ce qu'ils doivent constamment observer :

Ils doivent avoir deux vêtements complets (depuis la chemise, les souliers et les chaussettes, jusqu'au chapeau, à la cravate et au paletot) ; l'un pour l'atelier, l'autre pour la ville. Encore le costume de l'atelier doit-il être en double, afin qu'il ne serve jamais plus d'une semaine sans être dégraissé ou lavé.

Dans aucun cas, l'ouvrier ne doit se mettre au travail ou bien le quitter, sans avoir préalablement changé de vêtements et épousseté ceux qu'il laisse.

C'est là une question d'hygiène de premier ordre. Inutile d'y insister davantage.

Chaque fois que l'ouvrier quitte son travail, il doit se laver avec soin la face, l'intérieur des narines, les avant-bras, les mains et les sillons des ongles. Il doit aussi se rincer la bouche et se nettoyer les dents ; nous signalons cette précaution en dernier lieu, car c'est une des plus importantes, et son importance est telle qu'elle mérite assurément une place à part.

Nous ajouterons même, que dans toute fabrique bien tenue, il devrait y avoir un établissement de douches à la disposition de tous les ouvriers qui voudraient en user à la sortie de leur travail ; les douches seraient froides ou tièdes suivant le désir de chaque employé. Il devrait y avoir aussi une installation spéciale pour pouvoir donner des bains savonneux ou sulfureux aux ouvriers que la faiblesse de leurs bronches pourraient empêcher d'avoir recours aux douches.

En tous les cas, que tous les ouvriers qui travaillent dans le plomb sachent bien qu'il est indispensable pour leur santé qu'ils prennent au moins un bain savonneux, ou mieux sulfureux, par semaine. Si l'administration dont ils dépendent n'est pas organisée pour ce service, ils ne doivent pas hésiter à faire cette minime dépense qui peut leur permettre de vivre longtemps sans être malade, la meilleure de toutes les économies.

*
* *

L'ouvrier en matières de plomb doit se nourrir convenablement, avons-nous dit.

En effet, non seulement il doit avoir une bonne nourriture, mais encore, il doit éviter tous les excès et principalement ceux de boissons alcooliques. Comme pour presque toutes les maladies, les ivrognes sont les sujets les plus exposés aux accidents saturnins.

Les ouvriers doivent user largement du lait légèrement miellé, avoir recours aux aliments salés. Mais, redouter tout ce qui est acide.

Rappelons aussi (et ce fait est capital) qu'il ne faut jamais introduire dans l'usine, la fabrique ou l'atelier, aucun aliment de quelque nature qu'il soit. A plus forte raison ne faut-il jamais s'y permettre de manger.

*
* *

Le repos est encore une condition indispensable à la santé générale.

Chaque ouvrier doit cesser de travailler environ deux jours par semaine, non pas pour faire ce qu'on appelle vulgairement « le lundi, » mais pour se soustraire aux émanations saturnines. D'ailleurs, l'ouvrier peut parfaitement continuer à travailler pendant ces deux journées que nous nommons improprement journées de repos ; il suffit simplement qu'il choisisse un genre de travail qui le mette à l'abri du poison qu'il a à redouter.

*
* *

Si le repos, même à l'état de santé, est une excellente mesure hygiénique pour les ouvriers qui manient le plomb, il devient une nécessité dès qu'il se déclare de l'intoxication.

Au moindre liseré saturnin des gencives, dès qu'il survient un peu d'acidité ou de fétidité de l'haleine, à la première apparition de colique sèche, le malade (car il s'agit alors d'un malade) doit cesser de travailler pour ne reprendre son travail qu'après la disparition totale de tout accident.

S'il survient des phénomènes plus sérieux ou plus accentués : de la paralysie, de l'analgésie, etc., il faut recourir au médecin.

L'iodure de potassium, pris au début, est généralement d'un excellent effet pour les malades ; mais il est impossible d'en apprécier l'utilité sans un conseil médical préalable.

Ajoutons qu'une fois la guérison obtenue, l'ouvrier peut reprendre ses occupations. Mais, s'il est vraiment soucieux de sa santé, s'il désire avoir une longévité respectable, il doit savoir qu'il lui est formellement interdit de continuer son métier dès la seconde attaque d'intoxication saturnine.

B. — *Hygiène dentaire et buccale.*

Les ouvriers qui manient le plomb ou ses composés doivent avoir des soins particuliers et constants pour leurs dents et leurs gencives, sous peine de s'exposer à des accidents multiples.

Il faut non seulement qu'ils se lavent et se brossent les dents matin et soir, comme l'exigent les lois les plus élémentaires de la propreté, mais encore qu'ils procèdent à ces soins avant et après chaque repas.

Voici ce que nous conseillons de faire.

*
* *

Il faut commencer par se rincer la bouche avec de l'eau fraîche ordinaire ;

Il faut brosser les dents avec une brosse recouverte de la poudre dentifrice suivante :

Poudre de quinquina rouge.	10	grammes.
Carbonate de chaux.	40	—
Soufre précipité.	20	—
Poudre de benjoin.	2	—

Le soufre précipité qui entre dans la composition de cette formule est la substance indispensable à notre avis.

Il est évident que les parcelles de plomb déposées sur les gencives ou dans les interstices des dents doivent se combiner avec le soufre et former ainsi un sulfure inoffensif.

Après ce nettoyage des dents, il faut se rincer de nouveau la bouche, d'abord avec de l'eau de Vichy, ou plutôt avec une eau sulfureuse naturelle (Enghien, Eaux-Bonnes, Gazost, etc.) ou artificielle (sulfureux Pouillet, eau sulfurée artificielle du Codex, etc.); ensuite (et ceci simplement pour détruire le goût désagréable des sulfureux), avec une eau dentifrice quelconque, de l'eau de Botot, par exemple.

*
* *

Les soins que nous venons d'indiquer sont encore insuffisants; il faut y ajouter un traitement interne, nécessaire à pratiquer de temps en temps. Ce traitement consiste dans l'usage de l'iodure de potassium pris à petite dose et seulement pendant quelques jours.

La formule suivante nous paraît très convenable :

Iodure de potassium.	2 grammes 50
Sirop de café.	200 — »

Prendre demi-cuillerée à potage à la fin du déjeuner et à la fin du dîner. En faire usage un jour sur quatre.

L'iodure de potassium s'élimine rapidement suivant les thérapeutistes : Nothnagel et Rossbach [1] nous disent que l'élimination de l'iodure de potassium commence à se faire quelques minutes après l'ingestion, et, qu'en général, tout l'iode absorbé est éliminé au bout de vingt-quatre heures.

Ces données scientifiques ont un grand intérêt pour

1. *Eléments de thérapeutique*, de Nothnagel et Rossbach.

le cas qui nous occupe, car, d'autre part, la chimie nous apprend que si l'iodure de potassium a la propriété de former de l'iodure de plomb en présence d'un sel de ce métal, il a aussi la propriété de redissoudre cet iodure lorsqu'il se trouve en excès. On voit, par là, qu'il est de toute utilité que le sujet qui se traite ne prenne qu'une petite quantité d'iodure de potassium, sans compter que ce sel pris à haute dose, et surtout à dose prolongée, est un débilitant de premier ordre.

Au contraire, pris dans les conditions que nous avons indiquées, ce médicament ne peut manquer d'activer l'élimination du plomb par les différents émonctoires et la désassimilation des albuminates métalliques qui peuvent être fixés dans la trame de l'organisme.

CHAPITRE II

LE MERCURE

Voici la liste des principaux métiers qui sont soumis à l'influence novice du mercure :

1° Les ouvriers mineurs qui procèdent à l'extraction du mercure ;

2° Les doreurs sur métaux ; les étameurs de glaces ; les chapeliers ; les photographes ; les constructeurs de baromètres ; les laveurs de cendres d'orfèvres, etc.

*
* *

DESCRIPTION SUCCINCTE DES ACCIDENTS CAUSÉS PAR LE MERCURE

L'empoisonnement mercuriel professionnel peut débuter par la stomatite et la salivation ; mais plus souvent, il se manifeste d'emblée par d'autres accidents : des phénomènes nerveux, de la cachexie, du tremblement ; le tremblement est souvent même un phénomène initial. Dans d'autres cas, il se déclare une modification générale de l'organisme, connue depuis Pearson sous le nom d'érétisme mercuriel et caractérisé par la perte de l'entrain et des forces, de la décoloration du visage, qui devient pâle ou grisâtre, de l'amaigrissement, de l'apathie au travail, une irritabilité physique extrême, de la lourdeur de tête, des vertiges et des tintements d'oreille, des douleurs dans les membres et les jointures, enfin une incertitude des mouvements délicats, de l'écriture par exemple, surtout quand le malade se sent regardé.

— La *stomatite mercurielle* débute par une saveur métallique désagréable et de la salivation. La muqueuse buccale est rouge et tuméfiée ; elle prend l'empreinte des dents.

Les gencives (siège initial du gonflement), sont douloureuses, saignent au moindre contact, sont bordées d'un liseré livide qui devient blanchâtre ; enfin, se détachent des dents.

Les dents, couvertes d'un enduit sale, branlent souvent ; les malades croient qu'elles sont allongées.

L'haleine est fétide : d'une fétidité caractéristique.

Dans les cas de moyenne intensité, la langue participe au gonflement ; elle finit par ne plus pouvoir être contenue dans la bouche, et sa pointe toujours exposée à l'air brunit et se dessèche. La salive devient filante et fétide ; elle s'écoule incessamment de la cavité buccale. Puis, apparaissent, sur les lèvres et à la face interne des joues, des ulcérations arrondies, plus larges que profondes, recouvertes d'un enduit pelliculaire d'un blanc sale.

A ce moment, la fièvre s'allume.

Des altérations plus graves peuvent se produire, telles que la chute des dents, la gangrène des gencives et des joues, la névrose des maxillaires.

Cette affection dure de 4 à 7 jours dans les cas bénins ; elle peut s'étendre de 3 à 4 semaines dans les cas graves.

Elle laisse parfois à sa suite une susceptibilité extrême

de la muqueuse buccale ou bien un ptyalisme simple qui peut persister assez longtemps pour affaiblir le malade et altérer sa digestion.

Dans d'autres circonstances, les dents, déchaussées et ébranlées, finissent par tomber bien qu'elles ne soient *pas cariées*.

ARTICLE Ier

OUVRIERS DES MINES DE MERCURE

La presque totalité du mercure est extraite d'un minerai connu sous le nom de *cinabre,* qui n'est que du sulfure de mercure.

Les principales mines de mercure en Europe sont à Almaden et à Idria.

Les mines de mercure sont tellement insalubres qu'il n'est pas rare de voir les mineurs les déserter au bout de quelques mois de travail. A Almaden, en Espagne, au temps des comtes Fucarès, on réservait ce travail aux galériens, afin d'être certain de ne point manquer de bras. Enfin, dans ce même pays, le gouvernement a été obligé (les forçats ne donnant qu'une faible quantité de travail), d'accorder des privilèges spéciaux aux familles qui consentiraient à descendre dans les mines ; deux de ces privilèges étaient l'exemption d'impôts et l'exemption de la conscription.

Une double série de travaux mettent les ouvriers en contact avec les émanations mercurielles : la première série se passe dans la mine et consiste dans l'extraction même du minerai. On sait, en effet, que le mercure se volatilise à la température ordinaire : il est classique d'inviter les visiteurs qui descendent dans la mine, à mettre une pièce d'or dans la poche de leur gilet ; au retour, la pièce est totalement blanche !

La seconde série dangereuse de travaux consiste dans la distillation du minerai mercuriel à l'air libre. Cette distillation se pratique dans des fours composés de deux étages séparés par un grillage ; à l'étage supérieur est le minerai. Quand le feu a pénétré le minerai, la distillation commence ; le mercure se rend dans des canaux *ad hoc*, s'y refroidit, et s'écoule dans des réservoirs où il est recueilli dans des vases de fonte, puis enfermé dans des peaux de chamois.

M. Roussel a remarqué que pour les maladies mercurielles buccales des mineurs, on devait distinguer les cas de stomatite aiguë de ceux de stomatite chronique.

La stomatite aiguë se déclare ordinairement chez les ouvriers nouveaux venus qui entrent sans précaution dans la mine et se livrent d'emblée aux travaux les plus malsains. Les symptômes sont parfois d'une violence extrême : les muqueuses de la bouche et du pharynx s'enflamment et s'ulcèrent dans toute leur étendue ; toutes les glandes salivaires s'engorgent, la langue ne peut plus être contenue dans les arcades dentaires, et les malheureux, ne pouvant plus ni avaler ni parler, succombent parfois après les plus vives souffrances. C'est déjà ce qu'on avait observé sur le vaisssau « *Le Triomphe* », qui transportait du mercure dans des tonneaux qui laissèrent échapper ce métal ; presque tous les hommes de l'équipage furent frappés de stomatite tellement grave, que deux d'entre eux succombèrent.

Les altérations de la bouche vraiment propres aux ouvriers qui exploitent le cinabre sont celles qui dépendent de la répétition de la stomatite, et plus encore, celles qui résultent d'une action lente, graduelle, du mercure, sans aucun des principaux symptômes indiqués plus haut. Ce sont ces cas, de beaucoup les plus nombreux, qui constituent la stomatite chronique.

Les accidents qui caractérisent cette dernière forme succèdent souvent à une stomatite aiguë.

Après la disparition des phénomènes inflammatoires, la cicatrisation des ulcères et la cessation de la salivation, les gencives restent fongueuses, détachées du collet; les dents se déchaussent, s'ébranlent, s'altèrent et les malades finissent par les perdre les unes après les autres. Aussi voit-on à Almaden des jeunes gens de vingt à trente ans avec des figures de vieillards, et sans dents dans la bouche, répandant une odeur insupportable.

Beaucoup d'individus perdent leurs dents plus lentement. D'abord, ils éprouvent une tuméfaction des gencives fort gênante ; en second lieu, les gencives ne tardent pas à former de véritables bourrelets autour des dents, puis à s'ulcérer. Enfin, il se déclare une sécrétion grisâtre, très abondante, et la mastication devient presque impossible.

*
* *

— Arrivons, maintenant, aux règles d'hygiène concercernant les mines de mercure, règles qui doivent avoir pour but d'assainir et de ventiler les mines.

Il faut que les ouvriers changent fréquemment de vêtements : non seulement ils doivent avoir un vêtement pour le travail dans la mine et un vêtement pour leur retour à l'air libre, mais encore ils doivent avoir plusieurs costumes de travail afin de pouvoir en changer deux fois par semaine et de pouvoir les faire nettoyer tous les huit jours.

Le lavage à l'eau tiède de la totalité du corps est encore une précaution indispensable à prendre au départ de la mine.

Jamais il ne doit leur être permis de manger dans la mine et de boire des eaux qui filtrent à travers les parois des galeries.

Comme chez les mineurs des autres catégories, les mineurs de mercure ont souvent la fâcheuse habitude de travailler complètement à nu. Les directeurs et les ingénieurs doivent, non seulement au nom de la moralité, mais aussi au nom de la santé, les obliger d'avoir un complet de flanelle ainsi qu'un capuchon et un large collet de toile cirée, pour couvrir leur tête et leurs épaules.

Pendant le travail, il est prudent d'éviter la sueur ; mais il est surtout indispensable de ne pas se reposer, le corps étant en sueur. En principe, les ouvriers ne doivent se reposer qu'une heure après être sortis du souterrain ; pendant cette heure, ils doivent se livrer à un exercice musculaire énergique destiné à les faire suer. L'usage des douches froides précédées d'un bain de vapeur serait un excellente pratique.

Ajoutons, enfin, qu'une administration vraiment paternelle devrait toujours utiliser les ouvriers, alternativement au travail de la mine et au travail de la culture, huit jours à la mine et huit jours aux champs.

ARTICLE 2.

DOREURS SUR MÉTAUX.

La dorure sur métaux au moyen de l'amalgame d'or est tombée en désuétude depuis l'invention de la dorure galvanique par le procédé de Ruolz.

Enfin, le conseil de salubrité s'occupe avec une telle attention des établissements où la dorure par amalgame est encore employée, que la plupart des accidents dus à cette profession tendent à disparaître.

Mais, autrefois, il n'en était pas de même, l'art du doreur au mercure était un métier des plus insalubres. Non seulement la préparation de l'amalgame d'or était dangereuse, mais il y avait aussi le dérochage, la dorure, la volatilisation de l'amalgame, le brunissage, le passage au mat, le traitement des déchets et le ramonage des cheminées.

Le *dérochage* consiste à plonger dans un bain d'acide sulfurique étendu, ou d'acide azotique concentré, l'objet destiné à être doré porté au rouge.

Une autre opération très malsaine est celle qui se pratique au moyen du *gratte-brosse*. Le gratte-brosse est une petite brosse en fils de laiton qui sert à frotter l'objet à dorer après son trempage dans une dissolution d'azotate de mercure.

En résumé, les diverses opérations auxquelles se livrent les doreurs sur métaux sont insalubres, à cause : 1° de la volatilisation du mercure; 2° du contact du mercure et du nitrate acide de mercure avec les mains des ouvriers; 3° de la respiration de vapeurs de mercure.

— Les principales règles hygiéniques à prescrire aux ouvriers doreurs sur métaux sont les suivantes :

D'abord, il est nécessaire d'aérer largement l'atelier de travail ; l'aération doit être capable d'alimenter le tirage des fourneaux d'appel, de façon à éviter les courants *descendants* par les cheminées qui sont toujours tapissées d'une suie mercurielle ou remplies de vapeurs acides ou mercurielles.

L'usage journalier de gants de vessie ou de taffetas ciré est indispensable pour éviter le contact du mercure.

Enfin, il faut que les ouvriers se lavent souvent les mains dans de l'eau de savon. Cette précaution permet de saturer les acides dont elles sont forcément empreintes.

Quant à l'individu chargé de ramoner les cheminées des fourneaux, il est utile qu'il soit vêtu d'un imperméable complet et qu'il place au devant de sa bouche et de son nez une éponge humide destinée à empêcher la pénétration des poussières dans les voies respiratoires. Enfin, au préalable, il faut qu'il fasse passer par la cheminée un courant de vapeur d'eau afin de condenser les vapeurs et d'empêcher les poussières.

ARTICLE 3.

ÉTAMEURS DE GLACE.

L'étamage des glaces était autrefois une des professions qui causaient le plus de cas d'empoisonnement par le mercure. Aujourd'hui que tous les ateliers bien installés emploient le procédé Lenoir, les ouvriers sont préservés de tous les dangers auxquels les exposait l'ancienne méthode. Ce procédé est celui de l'argenture des glaces.

Ajoutons que l'ancien procédé, qui consiste dans l'étamage pur et simple des glaces, est rendu aujourd'hui moins nuisible par la diminution des heures de travail.

*
* *

— Les étameurs de glace doivent avoir recours aux mêmes soins que les doreurs sur métaux ; nous renvoyons donc à cet article pour l'énumération des règles hygiéniques à suivre.

Nous dirons seulement que ces ouvriers ne doivent jamais travailler pendant plus de six heures par jour, et pendant plus d'une journée par semaine. Dans l'intervalle, le patron de l'atelier doit les occuper à des travaux qui ne les soumettent à aucune émanation mercurielle.

Enfin, l'atmosphère de l'atelier doit toujours contenir des vapeurs ammoniacales.

ARTICLE 4.

CHAPELIERS.

La fabrication des chapeaux de feutre doit seule nous occuper ici. Seule, en effet, au point de vue de l'altération de la bouche et des dents, elle présente des inconvénients sérieux.

L'industrie du feutre remonte au XIIIe siècle. Dès

cette époque, elle forme une corporation dont voici les principaux statuts : les patrons ne doivent pas prendre d'apprentis au-dessous de sept ans ; ils ne doivent pas reteindre les vieux chapeaux ; ne doivent « *faire chapiaux de feutre* fors que d'aignelins purs et sans bourre » ; « nul chapelier de feutre ne peut proporter ses denrées par Paris. »

Mais arrivons à la fabrication actuelle de ces chapeaux. Les poils les plus employés sont ceux de lièvre et de lapin. On y joint d'autres poils qui jouissent de la faculté de s'unir par intrication ; tels sont : les poils de chameau, d'agneau, de vigogne.

La première opération consiste dans le nettoyage, le *dégalage* des peaux. Les inconvénients de cette opération, qui a pour but d'enlever les poussières et les duvets, ne rentre pas dans le cadre de notre travail.

On procède ensuite au *sécrétage,* qui consiste à humecter la peau du côté des poils avec une solution mercurielle. La composition de cette solution, variable suivant les fabricants, constitue le *secret,* parce qu'ils croient seuls posséder la véritable recette.

La préparation du secret, dont l'origiue ne remonte guère au delà du siècle dernier, s'obtient par un mélange d'eau et de nitrate acide de mercure. Les poils sont imbibés de ce liquide, les peaux accolées deux par deux du côté des poils, portées à l'étuve, empilées et pressées. La dessiccation une fois obtenue, on les assouplit en les mouillant du côté de la chair avec de l'eau de chaux très étendue. Puis, on les éjarre, c'est-à-dire qu'on arrache ou qu'on coupe ces poils par différents procédés.

Ces poils étant triés suivant leurs qualités, on leur ajoute de la laine et on les carde.

Ils passent alors à l'*arsonnage* et forment, après cette opération qui développe des poussières très abondantes mêlées de poils et de particules constituées par le sel mercuriel, une masse légère et vaporeuse.

Vient ensuite le *feutrage*.

Ces opérations sont terminées par la teinture dans un bain de bois de campêche, de noix de Galles, de vert-de-gris et de sulfate de fer. Après deux ou trois bains, le chapeau séché est apprêté, c'est-à-dire revêtu d'un enduit de gomme arabique ou d'un mélange de gomme et colle forte.

— Quelle influence ce travail exerce-t-il plus spécialement sur la bouche et les dents des ouvriers ?

Il est facile de le prévoir. L'emploi du mercure dans la préparation du secret, l'opération qui consiste à l'étendre sur les peaux, les particules mercurielles dont l'arsonnage détermine la formation, doivent évidemment retentir sur l'économie.

Sur deux cents ouvriers travaillant dans deux grands ateliers, les deux tiers, en général, sont atteints de salivation avec déchaussement des dents. Nous avons nous-même souvent constaté que les ouvriers employés dans les fabriques de chapeaux ont tous les *dents noires* (surtout les incisives) et les gencives saignantes.

*
* *

— Quels sont les moyens prophylactiques à prendre ? Dans ces derniers temps, MM. Hillairet et G. Bergeron semblent avoir résolu la question. De longues et patientes recherches, les auteurs ont conclu que le mercure est inutile ; et, pour remplacer le secret, ils ont proposé un moyen, dont la mise en œuvre a répondu aux espérances des inventeurs. L'expérience de cette nouvelle fabrication a malheureusement été interrompue pendant la guerre.

Comme le secret n'est pas définitivement remplacé par un moyen inoffensif, la préparation du nitrate acide de mercure doit être entourée de précautions. L'atelier où on le prépare doit être : 1° isolé; 2° largement ventilé ; 3° la combinaison chimique doit avoir lieu sous la hotte d'une cheminée d'appel munie d'un bon tirage.

Enfin, il faut conseiller aux ouvriers de s'enduire les mains de corps gras, afin d'empêcher l'action de l'eau acidulée sur la peau.

HYGIÈNE A SUIVRE POUR ÉVITER LES ACCIDENTS TOXIQUES DU MERCURE.

Ce paragraphe sera divisé, comme celui que nous avons écrit à propos du saturnisme, en deux parties :

L'une (A), traitant exclusivement de l'hygiène générale ;

L'autre (B), réservée à l'hygiène de la bouche et des dents chez les ouvriers exposés aux émanations mercurielles.

A. — *Hygiène générale.*

Dans les mines comme dans tous les ateliers où on manipule le mercure ou ses préparations, il faut avant tout installer un système de ventilation absolument parfait, puis s'occuper d'éloigner la cause même de l'intoxication.

A Saint-Gobain, Mayer a fait faire des arrosages dans les ateliers avec un demi-litre d'ammoniaque liquide du commerce. Cette pratique, à laquelle on avait recours tous les soirs, aussitôt le travail des ouvriers terminé, a donné d'heureux résultats. Il est donc bon de la signaler à tous ceux que la question intéresse.

*
* *

Quant à l'ouvrier, voici quelles sont les précautions les plus générales qu'il doit prendre :

D'abord, il doit bien se nourrir, tout en évitant les excès, surtout ceux de boissons.

Puis, il doit entretenir la liberté du ventre et avoir des soins particuliers de propreté pour la peau, afin d'avoir constamment à sa disposition deux émonctoires puissants : celui des intestins et celui des glandes sudoripares.

Ajoutons qu'il doit toujours se vêtir avec des vêtements en laine ; la flanelle lui permettra, mieux que n'importe quel tissu, d'éviter les refroidissements subits et notamment l'arrêt immédiat de la sueur qui inonde presque toujours son corps.

*
* *

Comme moyens pharmaceutiques, il faut lui conseiller de recourir à l'iodure de potassium pris à l'intérieur, ainsi qu'à la gelée d'hydrate de persulfure de fer à la dose d'une petite cuillerée chaque matin ; l'iodure doit être absorbé à la dose de 1 à 3 grammes.

Ces deux médicaments ne doivent être employés, cela est évident, qu'au cas où il se déclare quelques symptômes d'intoxication.

En dehors de cela, les toniques, le fer et le quinquina, pris à doses modérées afin d'éviter la constipation, sont d'excellents modificateurs de la nutrition en déchéance; il faut donc les conseiller à tous ceux que la débilité semble vouloir atteindre.

L'usage des bains sulfureux (un tous les six jours) doit être également très recommandé.

B. — *Hygiène dentaire et buccale.*

Le traitement de la stomatite mercurielle doit être interne et externe. Mais, avant tout, il faut commencer par interdire au malade de continuer son métier aussi longtemps qu'il a à en souffrir, fût-ce même très légèrement.

* * *

Le traitement externe ou *local* est de beaucoup le plus important. Voici en quoi il consiste :

Le malade doit se gargariser plusieurs fois par jour avec un gargarisme astringent légèrement laudanisé, ou plutôt, surtout s'il existe de la salivation, avec le gargarisme suivant :

Teinture d'iode.	15	grammes.
Iodure de potassium.	1	—
Eau distillée.	250	—

Ce gargarisme peut, toutefois, être remplacé par des applications au pinceau sur les gencives gonflées, d'un mélange à parties égales de teinture d'iode et d'eau distillée.

Mais, les astringents ou la teinture d'iode ne suffisent pas ; le médicament par excellence, aussi bien en usage externe qu'en usage interne, est le chlorate de potasse. Le chlorate de potasse s'emploie en lotions à la dose de 4 grammes pour 100 grammes d'eau distillée.

Le docteur Garretson préconisme le mélange suivant pour lotionner les gencives tuméfiées mais indolentes :

Chlorate de potasse.	15	grammes.
Borate de soude.	8	—
Alun pulvérisé.	8	—
Permanganate de potasse.	1	—
Eau de Cologne.	15	—
Teinture de quinquina.	60	—
Teinture de myrrhe.	30	—
Infusion concentrée de chêne. . .	120	—

Il ne s'agit ici, bien entendu, que des cas relativement légers, car dans les cas vraiment graves, dans ceux où les gencives sont boursouflées, ramollies et ulcérées, il faut recourir, comme le fait le savant professeur Ricord, aux attouchements avec un pinceau imbibé d'acide chlorhydrique fumant. Il ne faut évidemment toucher que les points ramollis.

Quand les gencives menacent de se tuméfier pour passer à l'état chronique, une excellente méthode est celle de Thomas Bell, qui consiste à faire des scarifications entre les dents au moyen d'une petite lancette ; ces scarifications doivent être faites jusqu'à la guérison complète.

Les astringents (l'alun en poudre) sont fort utiles contre l'ébranlement des dents.

La poudre de charbon (5 grammes) en suspension

dans un demi-verre d'eau, combat assez efficacement la fétidité de la bouche. Il suffit que le malade conserve cette eau pendant cinq minutes dans la bouche, et qu'il renouvelle ce lavage toutes les heures.

Le permanganate de potasse en dissolution dans l'eau (0,10 centigrammes dans 50 grammes d'eau) remplit aussi très bien le même but.

*
* *

Nous venons de passer en revue le traitement local de la stomatite mercurielle. L'ouvrier soumis aux émanations de ce corps ne doit point évidemment se traiter ainsi sans raison et sans le conseil d'un docteur.

Comme moyen prophylactique il doit seulement se brosser les dents tous les matins et tous les soirs, ainsi qu'après chaque repas, avec une poudre dentifrice à base de chlorate de potasse et d'iodure de potassium. En outre, il doit additionner son eau dentifrice habituelle (fut-ce même de l'eau ordinaire) d'une petite quantité d'iodure de potassium.

Cinq ou six pastilles de chlorate de potasse sucées par jour forment un excellent complément à l'hygiène que nous pouvons conseiller de suivre.

Voici une formule pour la poudre dentifrice et une formule pour l'eau dentifrice :

Eau :	Eau simple ou de Botot.	300	grammes	»
	Iodure de potassium	»	—	20
Poudre :	Chlorate de potasse.	8	—	»
	Poudre de quina rouge.	8	—	»
	Bardiane pulvérisée.	8	—	»

Le professeur Parrot conseillait le dentifrice suivant, comme préservatif de la stomatite mercurielle :

Poudre de quinquina.	15	grammes.
Poudre de cachou.	15	—
Poudre de tannin.	15	—
Essence de menthe.	V	gouttes.

Le professeur Gosselin préconise la solution suivante :

Chlorate de potasse..	4	grammes.
Laudanum de Sydenham.	1	—
Hydrolat de laurier cerise.	15	—
Eau distillée.	15	—

Nous avouons que nous ne comprenons pas en quoi la poudre préconisée par le professeur Parrot peut être considérée comme un préservatif de la stomatite mercurielle. Cette poudre ne renferme que des substances astringentes ; le chlorate de potasse et l'iodure de potassium n'y figurent aucunement.

Nous préférons de beaucoup la solution du professeur Gosselin ; elle contient au moins du chlorate de potasse. Elle en contient même à forte dose.

*
* *

Arrivons maintenant au traitement *interne* :

Il consiste dans l'usage simultané du chlorate de potasse et de l'iodure de potassium.

Le chlorate de potasse peut se prendre en pastilles ou bien en solution. Cinq à six pastilles par jour suffisent ; 0,50 centigrammes en solution dans 50 grammes d'eau, pris en cinq fois dans les vingt-quatre heures, forment une dose convenable.

L'iodure de potassium doit se prendre à la dose de

0,50 centigrammes ou 0,75 centigrammes par jour. Deux dragées d'iodure de Foucher, d'Orléans, seront utiles pour les sujets qui éprouveraient de la répugnance pour ce médicament. Deux cuillerées du sirop suivant remplaceront avantageusement les dragées indiquées :

Iodure de potassium.	2	grammes	50
Sirop de café.	200	—	»

Il est évident que le traitement interne doit être d'autant plus actif que l'intoxication est plus prononcée. S'il s'agit simplement de prévenir l'intoxication non encore apparue, le sujet qui se traite doit savoir qu'il est nécessaire d'employer des doses moindres et de ne les employer qu'après des intervalles de repos bien déterminés.

Ajoutons, enfin, qu'il est bon d'adjoindre au traitement interne l'usage des purgatifs salins, afin de vider l'intestin, et de prescrire un régime tonique : les aliments liquides (le lait, le bouillon, etc.) et les farineux sont ceux qui conviennent le mieux.

CHAPITRE III.

LE PHOSPHORE.

Le phosphore est un poison très actif et malheureusement trop employé depuis l'usage universel des allumettes chimiques.

Au point de vue professionnel, le phosphore présente aussi de graves dangers ; il détermine de la carie dentaire et parfois même une affection terrible, la nécrose des os maxillaires.

Deux corps de métiers doivent être étudiés au sujet du phosphore ; ce sont :

1° Les ouvriers des fabriques de phosphore ;

2° Les ouvriers des fabriques d'allumettes chimiques.

Nous verrons bientôt que les ouvriers des fabriques de phosphore sont relativement peu touchés par le poison, tandis que ceux des fabriques d'allumettes présentent souvent des accidents de la plus haute gravité.

*
* *

DESCRIPTION SUCCINCTE DES ACCIDENTS CAUSÉS PAR LE PHOSPHORE.

Comme l'a démontré le docteur E. Mâreau [1], le phosphore tue en détruisant partiellement l'oxygène des

1. *Intoxication phosphorée, son traitement par l'essence de térébenthine.* Thèse. Paris, 1881.

globules sanguines et surtout en s'opposant à la ré-oxygénation de ces mêmes globules.

L'empoisonnement par le phosphore peut être aigu ou chronique.

La forme *aiguë*, qui dure de un à huit jours environ, se traduit par de la douleur au creux épigastrique, du ballonnement du ventre, des éructations et des vomissements alliacés, sanguinolents quelquefois, de la diarrhée, de l'abaissement de la température du corps, de la paralysie des muscles, de la jaunisse, etc. A l'autopsie, le foie est complètement graisseux.

Nous n'insistons pas davantage sur tous ces symptômes, cette forme de l'empoisonnement par le phosphore ne s'observant jamais au point de vue qui nous occupe.

La forme *chronique*, au contraire, est fréquente. Le malade éprouve des douleurs d'estomac fréquentes, accompagnées d'une perte totale d'appétit et d'une soif vive. Souvent il se déclare des vomissements alimentaires et légèrement bilieux. Les coliques sont pour ainsi dire la règle. Enfin, le malade maigrit, perd ses forces, devient albuminurique, éprouve des palpitations, voit ses cheveux tomber et sa peau prendre une couleur terreuse et jaunâtre tout à fait caractéristique.

Presque tous les viscères, mais le foie principalement, subissent la dégénérescence graisseuse.

— Ajoutons, et c'est là le point le plus important pour notre sujet, qu'il se produit rapidement de la carie dentaire, voire même de la nécrose des os maxillaires.

Un mot sur ces deux dernières affections.

Magitot, dans une note communiquée à l'Académie des sciences[1], le 26 octobre 1875, dit que la nécrose

1. *Comptes-rendus de l'Académie des sciences,* 28 octobre 1875.

phosphorée chez les ouvriers des fabriques d'allumettes chimiques est due à la pénétration des vapeurs de phosphore dans les dents elles-mêmes lorsque ces dents sont atteintes de carie pénétrante, c'est-à-dire de celle dans laquelle la pulpe dentaire est détruite avec ses prolongements radiculaires.

Or, voyons ce qui se passe du côté des gencives et des dents chez les ouvriers des fabriques d'allumettes, avant qu'ils n'arrivent à présenter de la nécrose des os maxillaires. Le phosphore commence précisément par carier les dents et surtout par amener de la carie dentaire.

Voici comment les choses se passent : d'abord, au degré inférieur, il se déclare une gingivite légère avec déchaussement des dents, surtout des incisives. Ensuite, au degré plus avancé, les gencives et les dents, de plus en plus altérées par les acides du phosphore, ne tardent point, les unes à se tuméfier et à saigner, les autres à tomber ou à se carier, et, fait notoire, à subir la carie molle de préférence à la carie sèche.

Voilà donc la porte ouverte aux vapeurs du phosphore qui peuvent ainsi pénétrer jusque dans les profondeurs du périoste alvéole-dentaire et des os maxillaires.

Le professeur Trélat donne, d'autre part, l'explication suivante de l'action élective du phosphore sur les gencives ; selon lui, elle tiendrait à l'absence de glandes dans le tissu des gencives et de la mue épithéliale incessante qu'on observe sur toutes les autres muqueuses ; cette double défectuosité enlèverait toute protection aux gencives.

La nécrose phosphorée atteint de préférence le maxillaire inférieur, mais elle s'observe aussi au maxillaire supérieur et même aux deux os maxillaires en même temps.

ARTICLE 1er.

OUVRIERS DES FABRIQUES DE PHOSPHORE.

Les ouvriers qui fabriquent le phosphore sont rarement atteints par lui. La raison de ce fait, bizarre en apparence, est toute naturelle ; il suffit de se souvenir du procédé de fabrication du phosphore.

Par suite du danger que le maniement du phosphore fait courir aux ouvriers, on sait que la principale opération de sa production s'opère en vase clos. Les vapeurs phosphorées sont donc forcément condensées. Les autres opérations se pratiquent également au fond de caisses pleines d'eau.

*
* *

— Les conseils hygiéniques que l'on doit donner aux ouvriers des fabriques de phosphore étant les mêmes que ceux qu'il convient de prescrire aux ouvriers des fabriques d'allumettes chimiques, le lecteur voudra bien se reporter au paragraphe suivant.

ARTICLE 2.

OUVRIERS DES FABRIQUES D'ALLUMETTES CHIMIQUES.

Les fabriques d'allumettes chimiques sont des établissements essentiellement dangereux, non seulement à cause des incendies terribles qu'on y observe souvent, mais aussi à cause des accidents pathologiques graves qui atteignent les ouvriers.

Ce n'est pas à dire que tous les ouvriers sont fatalement atteints.

Autrefois, avant que le monopole des allumettes ne soit décidé, on trouvait bien des petites fabriques mal installées où tous les ouvriers, travaillant en commun, étaient forcément malades ; mais, aujourd'hui, grâce à l'emplacement spacieux que doit forcément occuper un établissement chargé d'une fabrication considérable, une grande partie des ouvriers se trouve à l'abri des vapeurs phosphorées.

Les émanations de vapeurs phosphorées, voilà donc quel est le danger des fabriques d'allumettes chimiques.

Les ateliers où ces vapeurs sont les plus intenses sont :

1° L'atelier de préparation pour le mastic chimique ;
2° L'atelier de trempage au mastic chimique ;
3° L'étuve et le séchoir ;
4° L'atelier de démontage des presses ;
5° L'atelier de la mise en paquets ou en boîtes.

Les ateliers de trempage et surtout ceux de démontage des presses et de la mise en paquets ou en boîtes sont encore plus particulièrement atteints. L'air y est souvent troublé au point qu'il prend le visiteur à la gorge, en déterminant chez lui des quintes de toux très pénibles.

D'après Dupasquier, de Lyon, les vapeurs phosphorées seraient composées d'acide hypo-phosphorique mélangé à du phosphure d'hydrogène et à du phosphore à l'état de vapeurs.

Les ouvriers qui travaillent dans les ateliers que nous venons de citer absorbent parfois tellement de vapeurs phosphorées, qu'il est assez commun d'observer chez eux, le soir dans l'obscurité, des éructations lumineuses : comme le dragon des temps passés, ils semblent vomir des flammes par la bouche.

La préparation du mastic chimique est assez complexe. Autrefois, en France, on employait un mélange de chlorate de potasse, de soufre, de phosphore, dans une solution de gomme arabique ; le chlorate de potasse ayant l'inconvénient de produire une très vive déflagration, on y a substitué le nitrate de potasse. En Autriche, on se sert d'un mélange de phosphore, de nitre, de bioxyde de plomb ; le mélange suivant est encore employé : phosphore, nitrate de plomb, oxyde pur de plomb.

Bien entendu, les mélanges de ces substances sont toujours faits séparément et dans une solution de gomme arabique chauffée au bain-marie et portée à une température de 80° à 90° ; on ajoute plus tard des poudres inertes et une matière colorante quelconque.

Le trempage au mastic chimique est une opération qui consiste à plonger les bouts soufrés des tiges d'allumettes dans la pâte préparée dans l'atelier précédent. On se sert pour le trempage de tables de marbre ou d'auges plates en cuivre, profondes de trois ou quatre centimètres au plus ; le mastic chimique y est étendu à l'état semi-liquide sur une épaisseur de quelques millimètres.

L'*étuve* et le *séchoir* sont, comme leurs noms l'indiquent, les endroits où les allumettes, une fois préparées, sont portées pour y sécher. Ces allumettes sont placées sur des casiers à jour. On comprend qu'il doit se produire de vives émanations phosphorées dans de semblables locaux.

Une fois les allumettes séchées, les presses sont démontées dans une pièce voisine, où les allumettes se trouvent entassées.

Enfin, des ouvrières sont chargées de placer ces allumettes dans des boîtes ou bien de les mettre en paquets.

Telles sont, en quelques mots, les différentes phases de la fabrication des allumettes. Nous n'avons parlé ici, bien entendu, que des parties du travail qui exposent les ouvriers aux émanations phosphorées.

La coupe du bois et la fente des tiges d'allumettes ; la fabrication des boîtes, la mise en presse ou en châssis des allumettes, le soufrage, sont autant d'opérations qui n'intéressent en rien la question d'hygiène et de pathologie que nous étudions.

* * *

— En raison des dangers auxquels l'ouvrier des fabriques d'allumettes chimiques est exposé, il doit s'astreindre aux règles d'hygiène les plus sévères.

Il faut d'abord qu'il change de vêtements à l'entrée et à la sortie de l'atelier.

Ensuite, il doit avoir soin de ne jamais travailler dans un atelier mal aéré. Toutes les baies doivent être ouvertes du commencement jusqu'à la fin du jour.

Enfin, il doit porter, suspendu à son cou, un petit flacon débouché contenant de l'essence de térébenthine. Cette mesure, prescrite autrefois dans la fabrique d'allumettes chimiques de Black et Bell, à Stafford, avait mis les ouvriers à l'abri de la nécrose des maxillaires, selon le rapport de M. Lethebey.

Tout le monde connaît l'histoire du malade du docteur P.-E. Andaut[1], de Dax (Landes). Ce malade, voulant en finir avec la vie, avait mâché cent à cent cinquante têtes d'allumettes phosphoriques, puis bu, pour activer la mort, 15 à 20 grammes d'essence de térébenthine mêlée à un demi-litre d'eau. Contre l'attente du malade et à la surprise du docteur Andaut, la guérison survint au lieu de la mort. Ce fut là le point de départ de l'emploi raisonné de l'essence de térébenthine comme antidote du phosphore.

Le procédé prophylactique employé dans l'usine de Black et Bell, à Stafford, pourrait être remplacé par des arrosages quotidiens (chaque soir après le départ des ouvriers) des ateliers avec de l'essence de térébenthine. Ce procédé, tout aussi simple que le précédent, présente un grand avantage, celui de ne pas imposer une obligation à chaque individu de l'atelier, mais à un seul chargé spécialement du soin de l'arrosage quotidien.

On sait qu'au point de vue chimique l'essence de térébenthine forme, avec le phosphore, un composé acide, l'acide térébenthino-phosphoreux, absolument inoffensif pour l'organisme. C'est sur ce principe de chimie biologique que l'emploi de l'essence de térébenthine en arrosage dans les fabriques d'allumettes phosphoriques doit être recommandé comme mesure hygiénique prophylactique.

Ajoutons que l'ouvrier, surtout celui qui est em-

1. *De l'empoisonnement par le phosphore, son traitement par l'essence de térébenthine.* (*Bull. thérap.*, t. LXXV, p. 296, 1868, et *Ann. hyg. et méd. lég.*, t. XL, p. 397, 1874.)

ployé dans les ateliers particulièrement nuisibles à la santé, ne doit jamais travailler tous les jours d'une façon régulière. Le repos est obligatoire tous les cinq ou six jours.

HYGIÈNE A SUIVRE POUR ÉVITER LES ACCIDENTS TOXIQUES DU PHOSPHORE.

Suivant la méthode que nous avons déjà employée, nous aurons dans cet article deux paragraphes distincts :

Le premier (A), sur l'hygiène générale ;

Le second (B), sur l'hygiène spéciale de la bouche et des dents, en ce qui concerne l'intoxication phosphorée.

A. — *Hygiène générale.*

C'est en 1845 que le conseil de salubrité de la Seine rédigea pour la première fois un projet complet de règlement dans l'intérêt de la sûreté et de la salubrité publique, au sujet de la fabrication, du transport et de la vente des allumettes chimiques.

Ce rapport est si remarquable et résume si complètement la question hygiénique qui nous occupe, que nous ne pouvons vraiment mieux faire que de le citer en entier :

« EMPLACEMENT ET LOCAUX DES FABRICATIONS. — Les bâtiments destinés à la fabrication seront isolés.

« Les magasins et les ateliers seront établis au rez-de-chaussée.

« La dessication et le découpage du bois ne pourront

avoir lieu que dans un bâtiment séparé de tous les autres ateliers.

« Magasins de matières premières. — Les magasins suivants seront séparés les uns des autres par un mur de refend ou par une cloison de briques :

« 1° *Magasin du phosphore.* — On tiendra le phosphore renfermé dans des boîtes de fer-blanc plongées dans un réservoir rempli d'eau, et d'une contenance égale à cinquante fois au moins la valeur des boîtes de phosphore. On pourra, sans inconvénient, emmagasiner dans la même pièce la gomme trempée ou délayée.

« 2° *Magasin des provisions de chlorate, de gomme solide, de colle-forte, de bleu de Prusse et de cinabre.* — Ces substances seront renfermées dans des flacons, des barils ou des caisses.

« 3° *Magasin de soufre en canon.* — Si le soufrage des allumettes s'opère dans l'usine.

« Ateliers distincts. — 1° *Atelier destiné à la confection émulsive de la pâte de phosphore.* — Il ne doit renfermer que des ustensiles adaptés à la préparation de la pâte, et en quantité nécessaire pour une seule opération.

« On placera sur le sol de cet atelier un réservoir contenant au moins 250 litres d'eau, et pouvant servir de baignoire en cas d'accident.

« Les produits liquides du broiement à l'eau seront réunis en un seul vase, pour former l'émulsion.

« 2° *Atelier consacré au broiement du chlorate de potasse et des matières colorantes.* — On disposera cet atelier dans le voisinage du premier.

« 3° *Atelier pour le soufrage et la trempe des allumettes.* — Il sera séparé, ventilé et convenablement construit en briques ; on y rendra le service facile au moyen de deux baies, closes à volonté de deux portes de tôles.

« 4° *Etuves pour le dessèchement de la pâte inflammable.* — Elles seront construites ou doublées et voûtées en briques ; elles communiqueront par le haut avec une cheminée solide, s'élevant au-dessus des combles voisins. Les portes des étuves seront de tôle forte sur châssis de fer, et s'ouvriront en dehors.

« Un seul châssis de fer vitré doit éclairer l'étuve ; il sera vertical et élevé de deux mètres au-dessus du sol extérieur. Un volet de tôle sur châssis de fer, de dimension égale au vitrage, sera tenu levé par une corde facile à brûler, de sorte que si les vitres venaient à être brisées, la flamme sortant par la baie brûlerait la corde ; le volet s'abattant aussitôt, le passage serait fermé. Une disposition semblable sera ménagée dans chacun des conduits entre les étuves et une cheminée commune, afin que le feu puisse être étouffé spontanément.

« Le sol des étuves sera recouvert constamment d'une couche de sable fin, épaisse de quatre à cinq centimètres.

« 5° *Atelier où l'on dégarnit les presses.* — Les allumettes y seront retirées des caisses pour être immédiatement empaquetées. Cet atelier aura deux portes à la disposition des ouvriers ; elles s'ouvriront en dehors.

« Les allumettes sèches y seront réunies en des caisses de tôle munies de couvercles fermant à crochet ; elles devront être portées dans des caisses closes jusqu'à l'atelier ci-après.

« *Atelier d'empaquetage et d'emballage.*

« PRÉPARATION DE L'ÉMULSION DITE PATE DE PHOSPHORE. — L'addition de la fleur de soufre dans l'émulsion du phosphore est formellement interdite.

« L'émulsion doit se préparer ainsi : on apportera la solution de gomme, chauffée dans une pièce voisine à 75° ou 80°; on versera cette solution dans un matras de cuivre maintenu solidement dans l'ouverture circulaire d'une table ou d'un établi.

« La fonte et le délayement du phosphore auront lieu par petites quantités ajoutées successivement dans le matras, aux deux tiers empli de la solution gommeuse.

« Le battage ne sera commencé qu'après la cessation des étincelles produites par le phosphore, c'est-à-dire quand la température du mélange sera descendue au-dessous de 60°.

« Broiement des matières premières. — Le chlorate, si on l'emploie, doit être détrempé dans une solution de gomme, avant que d'être soumis au broiement à froid.

« Les matières premières, les couleurs, les résines, etc., seront également broyées à part avec les mêmes précautions.

« Soufrage et trempage. — Le fourneau servant à fondre le soufre et à chauffer le bout des allumettes doit être isolé ; la chaleur sera transmise par l'intermédiaire d'un bain-marie contenant une solution de chlorure de zinc, ou d'un bain de sable.

« La température du soufre liquéfié ne doit pas être portée au delà de 140°.

« Un couvercle facile à poser permettra de fermer la chaudière et d'étouffer à l'instant même le feu qui prendrait au soufre, par le contact accidentel d'un corps enflammé.

« On peut se dispenser de l'établissement d'un bain-marie, si le fourneau est surmonté d'une hotte de tôle et d'une cheminée convenable pour donner, en cas d'incendie, issue à la totalité des produits de la combustion du soufre.

« Dessication de la pate inflammable. — Les presses à contenir les allumettes seront de fer ou de tôle.

« Les coussins séparant chaque rangée d'allumettes pourront être de carton et de laine réunis par de la colle forte.

« Les porte-presses, disposés autour des étuves, seront séparés, de deux en deux rangées verticales, au moyen de feuilles de tôle fixées debout, perpendiculairement au mur et au sol de l'étuve.

« La porte de l'étuve doit rester ouverte pendant tout le temps qu'on y travaille.

« Le chauffage des étuves doit se faire au moyen d'un calorifère à circulation d'eau.

« Le foyer sera extérieur.

« Une gaîne en briques ou en carreaux de plâtre introduira l'air autour et au bas de l'étuve, et devra ainsi ventiler en même temps que sécher.

« Mesures générales. — Chaque soir les débris d'allumettes ou les allumettes de rebut seront consumées par petites portions. Le foyer de ces combustions partielles sera placé dans un angle de mur de la cour de la fabrique; et, si cela ne se pouvait pas, les débris seraient transportés, en vases clos, dans un local où les précautions ci-dessus énoncées seraient praticables.

« Après la sortie des ouvriers, toutes les pièces de la fabrique seront visitées ; on réunira dans des étouffoirs de tôle les allumettes tombées, et le sol sera soigneusement balayé.

« Les feux seront éteints, et tous les foyers et cendriers seront fermés, soit avec des portes de tôle bien jointes, soit avec des briques.

« Aucun approvisionnement de bois, de papiers, de cartons, de soufre ou d'autres matières combustibles ne doit avoir lieu dans les ateliers ni dans les étuves.

« Emballage et vente. — Les allumettes à mastic inflammable par frottement seront livrées dans des enveloppes closes, de bois, de carton ou de fer-blanc.

« Il est défendu à tous les fabricants et marchands de réunir lesdites allumettes en paquets enveloppés en boîtes, qui en contiendraient chacun plus de quatre cents.

« Tout transport, étalage ou mise en vente de ces allumettes, soit en boites, soit en vragues, sont rigoureusement prohibées. »

Nous avons tenu à citer en entier ce règlement général publié par le conseil de salubrité de la Seine, en 1845, parce qu'il est un exposé magistral de la question de la fabrication des allumettes chimiques au double point de vue de l'hygiène de l'atelier et des précautions nécessaires à prendre pour éviter les incendies et tous les autres accidents qui peuvent être la conséquence du fonctionnement de semblables industries.

*
* *

Nous ajouterons, cependant, quelques petits détails à ce réglement.

D'abord, nous conseillons vivement de verser chaque soir de l'essence de térébenthine sur les dalles des ateliers ; le balayage et la ventilation, après la sortie des ouvriers, ne nous paraissent pas être suffisants.

Ensuite, nous ferons remarquer que depuis quelques années le gouvernement a cru devoir établir le monopole des allumettes au phosphore. Cette institution, provoquée bien plus certainement par des nécessités budgétaires que par des raisons d'hygiène, permet cependant d'exercer un contrôle hygiénique bien plus sérieux qu'autrefois. En effet, il était difficile de surveiller toutes les fabriques installées en France (grandes et petites), tandis qu'aujourd'hui la Compagnie, organisée comme toute administration doit l'être, peut s'occuper avec efficacité des réformes et des précautions hygiéniques à établir pour garantir la santé des ouvriers.

Nous ne parlons, enfin, que passagèrement, de l'intérêt qu'il y aurait à substituer aux allumettes chimiques actuelles les allumettes à base de phosphore amorphe. C'est là un perfectionnement qui ne paraît point avoir encore appelé sérieusement l'attention des administrateurs de la Compagnie des allumettes.

Et, cependant, le phosphore amorphe supprimerait à peu près tous les dangers, aussi bien ceux qui touchent à la santé des ouvriers que ceux qui peuvent être le point de départ d'incendies.

L'emploi *exclusif* des allumettes au phosphore amorphe : voilà la grande réforme hygiénique à faire. La Suède, le Danemark, la Saxe, la Hollande, le Pérou, ont déjà compris toute l'importance de cette question, et l'ont immédiatement mise en pratique. En France et ailleurs aussi, nous en sommes encore à attendre. Plus d'empoisonnements aigus ou chroniques, plus d'incendies par le phosphore ; ce sont pourtant là de bien belles et bien séduisantes promesses.

* * *

Terminons, maintenant, par quelques conseils sur la nourriture, l'hydrothérapie et le traitement pharmaceutique.

L'alimentation doit être essentiellement réparatrice ; les toniques (viandes, vins généreux, vins de quinquina, etc.) sont particulièrement recommandés. Les alcools conviennent moins, non seulement parce qu'ils amènent plus rapidement à l'alcoolisme, mais aussi parce qu'ils retardent les mutations nutritives déjà entravées sous l'influence des vapeurs phosphoriques. Le lait, au contraire, est fort utile ; il peut être employé pour ainsi dire à profusion.

Quant aux bains, ils sont fort utiles. Le bain de vapeur térébenthiné est assurément celui auquel il convient de recourir le plus possible, puisque l'essence de térébenthine est reconnue aujourd'hui comme un antidote certain du phosphore. A son défaut, les douches, les bains simples, voire les frictions sèches sont indispensables.

Comme médicaments à prendre, il convient de recourir uniquement aux purgatifs et à l'usage des capsules d'essence de térébenthine ; encore faut-il n'employer ces deux préparations qu'avec beaucoup de modération. On doit, par exemple, éviter la constipation opiniâtre, c'est-à-dire la combattre de temps en temps par un purgatif et surtout par un purgatif salin, les purgatifs huileux étant formellement contre-indiqués dans l'empoisonnement par le phosphore. Il faut, enfin, que le sujet intéressé prenne une ou deux perles d'essence de térébenthine tous les six ou huit jours.

*
* *

B. — *Hygiène dentaire et buccale.*

L'hygiène dentaire de l'ouvrier des fabriques d'allumettes phosphoriques diffère peu de celle que nous avons indiquée en parlant du mercure et du plomb.

Il faut que, tous les matins et tous les soirs, avant et après chaque repas, l'ouvrier consente à perdre trois ou quatre minutes pour se rincer la bouche et se brosser les dents.

Nous recommandons l'eau suivante, moins agréable au goût, il est vrai, que les eaux dentifrices ordinaires, mais certainement beaucoup plus utile dans le cas qui nous intéresse :

Eau de Botot artificielle.	200	grammes.
Terpine.	5	—
Teinture de quinquina..	10	—
Teinture de benjoin..	2	—

(Quelques gouttes dans de l'eau.)

La terpine qui entre dans la composition de cette eau est, comme on le sait, une substance dérivée de la térébenthine, dont elle est un bi-nitrate. L'eau froide pour la dissoudre doit être employée en quantité deux cents fois plus grande ; l'alcool à 85° peut en dissoudre jusqu'à quatorze parties pour cent.

* * *

En ce qui concerne la nécrose phosphorée, nous n'avons pas à donner de conseils, car cette affection relève directement de la chirurgie, et le malade ne peut plus rien faire par lui-même pour se guérir.

Nous ne pouvons qu'indiquer les diverses solutions en usage pour combattre la fétidité que cause la suppuration continuelle qui se fait dans la bouche du malade. On a recours aux lotions chlorurées (chlorure de soude ou chlorure de zinc), à la teinture de myrrhe, etc. Les formules de ces solutions se trouvent dans tous les traités complets de chirurgie.

CHAPITRE IV.

L'ARSENIC.

L'arsenic est assurément moins nuisible pour la bouche et les dents que les divers toxiques que nous venons de passer en revue. Toutefois, sa nocuité est parfois tellement évidente que nous ne pouvons pas passer cette substance sous silence.

Voici donc quelles sont les principales professions qui ont à souffrir de l'empoisonnement arsenical :

1° Les ouvriers des mines et des fabriques d'arsenic ;

2° Les ouvriers qui manient le vert de Schweinfurt, ceux qui le fabriquent, ceux qui fabriquent les papiers peints, les fleuristes ;

3° Les ouvriers des fabriques de rosaniline ;

4° Les tanneurs et les corroyeurs.

* * *

DESCRIPTION SUCCINCTE DES ACCIDENTS CAUSÉS PAR L'ARSENIC.

L'empoisonnement par l'arsenic peut être aigu ou chronique.

Dans l'empoisonnement *aigu,* le malade éprouve de violentes douleurs constrictives à la gorge et des coliques atroces ; survient ensuite une soif intense, accompagnée de vomissements et d'une diarrhée verte abondante.

Enfin, le malade tombe dans l'abattement ; son corps se refroidit, des crampes douloureuses lui déchirent les membres, le pouls se ralentit, la respiration devient haletante, les urines se suppriment, la langue se dessèche et rougit, la peau se recouvre de papules sanguinolentes. La mort ne tarde pas à terminer ce tableau qui ressemble assez à celui qu'on ferait du choléra.

Dans l'empoisonnement *chronique* (celui qui doit surtout nous intéresser) le malade présente des alternatives d'abattement et de santé. Il a de la diarrhée et vomit, d'abord peu, puis avec une intensité croissante. Les digestions finissent par devenir impossibles ; il survient des coliques atroces et des crampes musculaires horriblement douloureuses. La peau se couvre de phylctènes sanguinolentes. Tous les organes, mais surtout le foie, deviennent graisseux. La mort arrive par consomption.

— Au milieu de tous ces symptômes, que deviennent les dents et la bouche ?

L'asenic détermine chez presque tous les individus qui sont soumis d'une manière constante à son action toxique des troubles de la bouche et des dents caractérisés, pour les muqueuses, par des ulcérations sur les gencives et à la partie interne des joues ; pour les dents et les maxillaires, par une périostite qui peut entraîner les plus graves complications.

La gingivite des malades peut être quelquefois si intense, qu'avant tout éclaircissement, on est amené à songer au scorbut. Il en est de même pour la périostite lorsqu'elle en est arrivée à déterminer de la nécrose des maxillaires ; l'esprit peut alors songer aux affections les plus redoutables de la bouche et des mâchoires.

Le docteur Combe, dans sa thèse inaugurale[1] sur l'acide arsénieux dans les applications à la thérapeutique dentaire, a montré, par des explications scientifiques et par des observations probantes, que l'acide arsénieux employé intempestivement dans une carie pénétrante amène bientôt une périostite pouvant devenir fort grave.

Il est évident que ces accidents n'arrivent pas chez tous les ouvriers qui manient l'arsenic ; rarement ils arrivent à présenter des symptômes aussi intenses, mais beaucoup présentent de la gingivite ulcéreuse et de la périostite, surtout ceux qui n'ont pas soin de leurs dents cariées, puisque, comme nous venons de le voir, rien n'est plus propre à produire une périostite qu'un pansement arsénical introduit mal à propos dans une carie pénétrante privée de sa pulpe.

ARTICLE 1er.

OUVRIERS DES MINES ET DES FABRIQUES D'ARSENIC.

L'arsenic se trouve à l'état natif, mais on le retire, en général, de minerais divers : de l'arséniure de fer, de cobalt, de nickel et surtout du sulfo-arséniure de fer ou *mispikel*.

Cette opération consiste uniquement à calciner le mispikel dans de grandes cornues de terre qui commu-

1. *De l'acide arsénieux dans les applications à la thérapeutique de la carie dentaire*. Thèse de Paris. 1879.

niquent par des tuyaux avec des récipients où l'arsenic volatilisé va se condenser.

Brockmann a signalé des cas d'intoxication arsenicale chez les ouvriers qui sont chargés de griller les minerais arsenicaux ; de même chez les ouvriers bocardeurs, c'est-à-dire chez ceux qui écrasent le minerai avant qu'il soit procédé à l'acte de grillage.

Tout ce que nous avons dit des mines en parlant des précédentes substances peut être répété ici. Nous ne reviendrons donc pas sur cette question.

* * *

— Les principales règles hygiéniques pour les ouvriers des mines d'arsenic consistent dans les points suivants :

En ce qui concerne les prescriptions que l'établissement doit suivre, il faut conseiller la ventilation énergique des mines et des ateliers de fabrication de l'arsenic ; en outre, les chambres dans lesquelles les vapeurs d'arsenic vont se condenser doivent être aussi nombreuses qu'il est besoin, et surtout très bien closes afin d'empêcher la dissémination de ces vapeurs.

En ce qui concerne l'ouvrier, il faut qu'il prenne des soins de propreté quotidiens : les lavages de la tête, des mains et des pieds, sont nécessaires plusieurs fois par jour, avant et après le travail. Quant aux grands bains, ils doivent être aussi fréquents que possible. Jamais l'ouvrier ne doit manger dans la mine ou dans l'usine. Il doit avoir au moins deux costumes complets de travail ; ces costumes doivent être en tissus imperméables, surtout pour les ouvriers bocardeurs ou grilleurs.

Si le travail oblige un ouvrier à pénétrer dans les salles de condensation, cet ouvrier doit constamment tenir son mouchoir mouillé au devant de la bouche ou des narines; ou, ce qui vaut mieux, il doit placer un masque sur sa figure avec des éponges humides correspondant aux orifices du nez et de la bouche.

Enfin, chaque ouvrier ne doit jamais travailler à la même besogne d'une façon constante. Il est indispensable qu'il change fréquemment ses occupations afin de pouvoir éviter les vapeurs ou les poussières arsenicales pendant un certain temps.

ARTICLE 2.

OUVRIERS QUI MANIENT LE VERT DE SCHWEINFURT.

On donne le nom de *vert de Schweinfurt* ou de *Scheele* à une substance chimique d'une très belle couleur verte qui s'obtient en précipitant une dissolution d'un sel de cuivre soluble par l'acide arsénieux ; chimiquement, le vert de Schweinfurt est donc de l'*arsénite de cuivre*.

Le vert de Schweinfurt a été beaucoup plus employé qu'il ne l'est aujourd'hui; néanmoins, son usage est encore trop répandu pour que nous n'en parlions pas ici.

Nous dirons successivement quelques mots des ouvriers des fabriques de vert de Schweinfurt, des ouvriers des manufactures de papiers peints, des ouvriers apprêteurs de toiles destinées à la fabrication des feuilles artificielles, et les ouvrières en feuilles et en fleurs artificielles.

a) Parmi les ouvriers des fabriques de vert de Schweinfurt, ceux qui sont le plus atteints par ce toxique sont les tamiseurs et les empaqueteurs.

On comprend facilement que le tamisage de la poudre de vert de Schweinfurt et son empaquetage soient la cause d'une intoxication plus ou moins rapide. Ces deux opérations répandent nécessairement beaucoup de poussières arsenicales dans l'air ambiant.

b) Dans les manufactures de papiers peints, ce sont les ouvriers chargés d'imprimer les papiers qui éprouvent le plus souvent l'action toxique du vert de Schweinfurt. Il faut citer aussi les ouvriers qui satinent les rouleaux et surtout ceux qui détachent l'excès d'arsénite avec la brosse sur les papiers fraîchement imprimés.

Toutes ces opérations produisent des poussières arsenicales.

c) Les ouvriers apprêteurs de toiles destinées à la fabrication des feuilles artificielles sont les plus éprouvés parmi ceux qui manient le vert de Schweinfurt.

Les quatre opérations auxquels il sont forcés de se livrer sont toutes aussi nuisibles les unes que les autres :

La première, le trempage, consiste à tremper les toiles dans une dissolution alcoolique d'acide picrique incorporé à du vert de Schweinfurt ;

La seconde, le battage, consiste à battre entre les deux mains, et à travers un torchon épais, les toiles préalablement trempées ;

La troisième, le séchage, consiste à étendre sur des châssis garnis de nombreux clous les toiles trempées et battues ;

La quatrième, le pliage, consiste à plier les pièces de toiles sèches pour les ranger dans les rayons où elles restent placées jusqu'au moment où le fabricant en trouve la vente ou l'usage.

Dans le trempage, l'ouvrier plonge ses mains et ses avant-bras dans la solution ; ces diverses parties du corps sont donc forcément couvertes de la solution arsenicale. Dans le battage, les mains de l'ouvrier sont encore imprégnées par la solution arsenicale. Dans le séchage, il se présente un autre genre d'inconvénient ; l'ouvrier manque rarement de se piquer les doigts aux nombreux clous des châssis ; or, comme il est obligé de toucher continuellement aux toiles trempées et battues, la solution arsenicale ne peut pas ne pas pénétrer dans les tissus par les solutions de continuité que présente la peau au niveau de chaque blessure produite par les clous des châssis. Dans le pliage, il se répand forcément de nombreuses poussières arsenicales ; chaque pli formé par la toile verte est comblé par un amas de poudre de vert de Schweinfurt.

d) Les ouvrières en fleurs artificielles sont soumises à l'influence des poussières de vert de Schweinfurt tout comme les ouvriers qui plient les toiles préparées pour la fabrication des feuilles artificielles.

C'est pendant le dépliage des toiles et pendant l'opération du découpage des feuilles que se répandent ces poussières arsenicales.

*
* *

— En tête des diverses règles hygiéniques à prescrire, il faut commencer par déconseiller l'emploi du vert de Schweinfurt chaque fois qu'il est possible.

Aujourd'hui, l'industrie possède des couleurs vertes

assez brillantes pour permettre de supprimer ce toxique dans la fabrication des papiers peints et des feuilles artificielles.

En tous les cas, voici quels sont les meilleurs conseils qui puissent être donnés aux ouvriers susceptibles d'être intoxiqués par l'arsénite de cuivre :

D'abord, ils doivent avoir les plus grands soins de propreté : le lavage des mains, des bras, de la figure, doit être l'objet d'une préoccupation constante ; les grands bains doivent aussi être pris plusieurs fois par semaine. Ensuite, les ouvriers doivent éviter de respirer les poussières arsenicales en plaçant au devant de leur figure un masque avec des éponges mouillées ou de la ouate sur les orifices du nez et de la bouche.

M. Chevallier a conseillé aux fabricants de papiers peints d'exiger les précautions suivantes de leurs ouvriers satineurs :

1° Qu'ils aient constamment, lors du satinage, soit un mouchoir mouillé, soit un masque à éponge sur la figure, de manière qu'ils ne puissent absorber de poussière soit par la bouche, soit par les narines ;

2° Qu'ils se lavent les mains et les avant-bras chaque fois qu'ils quittent le travail pour prendre leur nourriture ;

3° Que les ouvriers satineurs fixent et serrent leurs pantalons au-dessous du genou avec une jarretière élastique, ou mieux encore, fassent usage de pantalons à pieds ;

4° Que ces ouvriers ne fassent pas plus d'une journée sur le satinage des papiers verts à l'arsenic.

Les ouvriers apprêteurs de toiles pour feuilles artificielles doivent garnir leurs mains et leurs bras de longs gants en toile imperméable pour pratiquer le trempage et le battage, ou bien tremper et battre en se servant d'instruments qui les empêchent le plus possible de toucher avec les mains à la solution arsenicale.

Quant aux ouvrières en fleurs artificielles, elles ne doivent employer que des toiles vernies au collodion.

Mais, arrivons aux soins à prendre dès l'apparition des premiers phénomènes d'intoxication arsenicale.

Il faut, d'abord, que l'ouvrier cesse de travailler jusqu'à la guérison complète. Puis, une fois guéri, il faut que l'ouvrier ne travaille plus d'une façon continue au même genre de travail ; il faut qu'après une période de travail dans une opération nuisible, il fasse une période dans une opération moins mauvaise.

Le lait doit être recommandé à tous les ouvriers.

ARTICLE 3.

OUVRIERS DES FABRIQUES DE ROSANILINE.

La rosaniline est un dérivé de la nitro-benzine. Dans beaucoup de fabriques on emploie l'acide arsénique, comme oxydant, pour opérer cette transformation.

Presque tous les ouvriers des fabriques de rosaniline présentent des symptômes d'arsénicisme chronique ; les mêmes observations que celles que nous avons faites à propos des ouvriers fleuristes sont donc bonnes à répéter ici. Il est évident que l'arsenic employé ici est susceptible d'amener des accidents buccaux et gingivaux.

C'est avec la rosaniline qu'on fabrique toutes ces couleurs variées dont le commerce fait aujourd'hui un si grand usage : la fuschine, les bleus d'aniline et de Paris, l'azaléine, les violets d'aniline, l'indisnie, le brun havane, l'harmaline, etc.

*
* *

— M. Charvet[1], dans une thèse, a fait voir tous les inconvénients que présentait l'emploi de l'acide arsénique dans la préparation de la rosaniline au point de vue hygiénique.

Il faut que toutes les fabriques qui ont encore recours à ce mode de préparation prennent tous les soins désirables pour empêcher les émanations arsenicales. Il est également indispensable que les eaux soient dirigées immédiatement à l'égout, car elles sont toujours chargées en principes arsenicaux.

L'aniline traitée par l'azotate de mercure donne également de la rosaniline. Ce procédé évite les inconvénients de l'arsénicisme, mais, d'un autre côté, il peut déterminer de l'hydrargyrisme.

Quant aux précautions hygiéniques individuelles, elles sont identiques à celles que nous avons énumérées précédemment ; nous n'y reviendrons donc pas.

ARTICLE 4.

OUVRIERS TANNEURS ET CORROYEURS.

Les ouvriers tanneurs et corroyeurs manient l'arsenic lorsqu'ils veulent débourrer leurs peaux. Ils se servent pour cette opération d'un mélange de chaux caustique et de sulfure d'arsenic.

*
* *

1. *Etude sur une épidémie parmi les ouvriers employés à la fabrication de la fuschine.* (*Annales hygiéniques,* 1863.)

— La principale condition hygiénique à remplir consiste dans le remplacement de ce mélange d'arsenic et de chaux, essentiellement dangereux, par du monosulfure de calcium hydraté.

HYGIÈNE A SUIVRE POUR ÉVITER LES ACCIDENTS TOXIQUES DE L'ARSENIC.

C'est d'abord de l'hygiène générale (A) que nous nous occuperons.

Ensuite (B), nous traiterons spécialement de l'hygiène buccale et dentaire.

A. — *Hygiène générale.*

Les directeurs des usines ou des fabriques dans lesquelles se manient les préparations arsenicales doivent veiller à ce qu'il ne se répande aucune espèce d'émanation arsenicale, aussi bien dans l'intérieur des ateliers qu'aux environs. C'est au moyen d'appareils spéciaux, perfectionnés, et d'une bonne ventilation, qu'ils peuvent atteindre ce but.

En outre, chaque fabrique doit posséder une installation hydrothérapique convenable, car c'est à ce prix-là seulement, et sous l'influence seule d'un règlement intérieur, que la propreté absolue peut être obtenue chez les ouvriers.

Chaque ouvrier doit être obligé d'avoir un vêtement spécial pour travailler. Le vêtement de sortie doit être fermé dans un placard, ou mieux, placé dans une pièce voisine communiquant avec celle du déshabillage.

Tout ouvrier qui se trouve plus particulièrement exposé aux émanations arsenicales doit être tenu de porter un masque avec éponge au devant du visage.

Les heures de travail doivent toujours être limitées pour chaque genre de travail. Le même ouvrier ne doit jamais travailler à la même partie de son métier, à moins que cette partie soit absolument dépourvue de dangers.

Quant aux ouvriers nouveaux dans la fabrique, ils ne doivent être reçus qu'après avoir été examinés par le médecin. Cet examen est surtout utile au point de vue général, mais encore au point de vue de l'hygiène buccale. En ce qui concerne cette dernière, le médecin doit regarder attentivement les dents des sujets à examiner; aucun ouvrier atteint de carie pénétrante ne doit être admis avant que la dent cariée ne soit obturée ou arrachée.

*
* *

Rappelons, enfin, quelles sont les principales indications pour obvier aux accidents causés par l'empoisonnement arsenical :

Si l'empoisonnement est aigu, il faut d'abord faire vomir le malade, voire même lui laver l'estomac avec la pompe stomacale.

Le contre-poison chimique de l'arsenic est l'hydrate de péroxyde de fer administré à la dose de 1 à 2 kilogrammes. On peut également employer la magnésie décarbonatée hydratée à la dose de 15 à 20 grammes.

Nous ne pouvons, d'ailleurs, insister davantage sur le traitement de l'empoisonnement par l'arsenic. Ces détails ne rentrent pas dans le cadre de cet ouvrage.

B. — *Hygiène dentaire et buccale.*

L'hygiène de la bouche et des dents chez les ouvriers exposés aux émanations arsenicales ne présente rien de bien particulier.

Les soins ordinaires sont suffisants, c'est-à-dire l'emploi quotidien de la brosse. Mais il est indispensable que ces soins soient répétés plusieurs fois par jour ; non seulement le matin et le soir, mais encore avant et après chaque repas.

La poudre dentifrice suivante, à base de magnésie décarbonatée hydratée, nous paraît très convenable :

Iris lavé à l'alcool.	50 grammes.
Magnésie décarbonatée hydratée. .	50 —
Sulfate de quinine.	5 —
Cochenille.	2 —
Essence de menthe.	XX gouttes.
Essence de Néroli.	aâ 0,25 centig.
Teinture d'ambre.	

F. s. a. une poudre finement pulvérisée et tamisée.

Il est indispensable que tous les ouvriers fassent soigner leurs dents malades dès le début, car nous avons vu que les accidents buccaux de l'arsenic surviennent surtout quand le sujet est atteint de caries dentaires pénétrantes. On conçoit évidemment toute l'importance que peut avoir un traitement odontalgique bien dirigé au point de vue prophylactique. Toutes les dents cariées doivent être immédiatement plombées, ou mieux, aurifiées ; si la dent n'est plus en état de supporter un plombage, il faut qu'elle soit arrachée.

L'observation que nous venons de formuler nous conduit incidemment à la suivante, à savoir : qu'il ne faut jamais employer l'acide arsénieux comme pansement dans les cas de carie pénétrante. Cet agent employé intempestivement peut amener une périostite grave, compliquée parfois d'accidents très sérieux.

*
* *

Quant aux soins à donner dans le cas de stomatite, ils sont les mêmes que ceux qu'on prescrit dans toutes les stomatites ; nous renvoyons donc aux ouvrages de pathologie pour ce traitement.

CHAPITRE V.

LES ACIDES.

Tous les acides végétaux ou minéraux sont susceptibles d'altérer les gencives et les dents.

Toutes les professions qui se trouvent exposées à des vapeurs acides présentent donc ce double inconvénient.

*
* *

Nous citerons la série d'expériences faites, en 1843, par les docteurs A. Westcott et Dalrymphe.

Voici quels sont les résultats auxquels ces deux éminents praticiens sont arrivés :

« Les acides végétaux et minéraux ont une action immédiate sur l'os et sur l'émail des dents.

« Les acides *acétique* et *citrique* attaquent tellement l'émail en vingt-quatre heures, qu'on peut en enlever une grande partie avec l'ongle.

« L'acide *acétique* ou *vinaigre commun,* n'est pas seulement d'un usage vulgaire comme condiment, mais il se forme dans la bouche chaque fois qu'il reste entre les dents, pendant un temps considérable, des substances susceptibles d'entrer en fermentation.

« L'acide *citrique,* ou jus de limon, quoique moins

fréquemment mis en contact avec les dents, agit plus vite encore sur elles.

« L'acide *malique,* contenu dans les pommes, à l'état de concentration, agit aussi sur les dents avec rapidité.

« Les acides *muriatique, sulfurique* et *nitrique,* bien que fort dilués, décomposent en très peu de temps les dents (ils sont d'un usage commun comme toniques).

« Les *éthers sulfurique* et *nitrique* ont des effets tout aussi désastreux, il en est de même de l'esprit de nitre (ce sont des stimulants diffusibles employés communément dans les maladies).

« L'*hypertartrate de potasse* détruit très facilement l'émail (on se sert fréquemment de cette substance pour composer des boissons acidulées).

« Le *raisin* attaque tellement l'émail en vingt-quatre heures, que sa surface présente l'aspect et la consistance de la chaux.

« Le *sucre* ne produit aucun effet avant la formation de l'acide acétique ; mais alors, l'effet est le même que si on avait appliqué directement l'acide. »

Le docteur Magitot[1] a repris les expériences des docteurs Westcott et Dalrymphe.

Voici quelles sont les conclusions du travail du docteur Magitot :

« Il existe quatre catégories de substances :

« 1° Celles qui attaquent également tous les tissus des dents : les sucres à l'état de fermentation acide, les acides lactique, leutyrique, citrique, malique, carbonique et les produits de la décomposition de l'albumine et des matières albuminoïdes ;

1. Magitot, *Traité de la carie dentaire*. Paris, 1867.

2° Celles qui détruisent exclusivement l'émail : l'alun, l'acide oxalique et les sels acides ;

3° Celles qui n'ont d'action que sur la dentine et le cément : les acides acétique, tartrique et leurs sels acides, le tannin ;

4° Celles qui n'ont aucune action sur les tissus dentaires comme le chlorure de sodium et les matières neutres qu'on trouve dans la bouche. »

Leber et Rottenstein[1] ont encore étudié l'action des acides sur les dents ; voici quelles sont leurs conclusions :

« Les acides attaquent d'abord l'émail et le changent rapidement en une masse crétacée ; plus tard seulement, leur action se fait sentir d'une manière remarquable sur la dentine, qui devient plus transparente, et, à la fin, comme cartilagineuse, par la perte très lente mais progressive de ses sels calcaires. La carie, au contraire, a une marche lente dans l'émail ; elle est beaucoup plus rapide dans la dentine, où elle s'étend promptement le long des canalicules. Cette différence dans la marche doit être attribuée à la participation du liptothrix dans le travail de la carie. Les éléments du champignon se glissent facilement dans l'intérieur des canalicules qu'ils dilatent, et favorisent ainsi le passage des acides dans les parties profondes ; ces mêmes éléments ne peuvent pénétrer dans un canal compact, ou bien ils n'y entrent que plus tard et seulement quand les éléments qui le forment ont été fortement altérés par l'action des acides. »

Toutes les considérations que nous venons d'exa-

1. Leber et Rottenstein, *Recherches sur la carie dentaire*. Paris, 1868.

miner nous amènent à conclure que, dans la pratique, il faut regarder les professions qui se trouvent exposées à des émanations acides comme dangereuses pour la bonne conservation des dents.

Il serait facile d'énumérer ainsi un bon nombre de métiers ; telle n'est point notre intention, car un semblable travail nous exposerait à des répétitions nombreuses et dépourvues à peu près d'intérêt. Nous savons que les acides sont une cause puissante de carie ; c'est là le fait important, le seul qui soit à retenir.

Nous voulons, cependant, dire un mot des ouvrières qui pèlent les oranges vertes, des *peleuses de Chinois,* comme on les appelle, puis des ouvriers décapeurs de tuyaux à gaz.

On sait qu'on donne vulgairement le nom de *Chinois* à un fruit confit conservé dans l'eau-de-vie et dans le sucre ; ce fruit n'est pas autre chose qu'une toute petite orange non encore arrivée à sa maturité, et conséquemment fort acide.

Or, l'acide citrique contenu dans cette orange agit avec une grande intensité sur les dents. Déposé directement sur l'émail, il peut le détruire presque totalement en vingt-quatre heures.

Quant à l'ouvrier décapeur de tuyaux à gaz, voici ce qu'il fait : après avoir rincé le tuyau qu'il doit nettoyer à l'acide chlorhydrique, puis à l'eau, il a la mauvaise habitude de terminer cette opération en aspirant fortement avec la bouche l'air et l'eau contenus dans ce tuyau, afin que ses parois soient bien sèches. Naturellement, il arrive toujours un peu d'eau acidulée aux lèvres sous l'influence de cette aspiration ; et voilà les dents qui se carient !

Le remède est, cependant, bien simple, puisqu'il

consiste à abandonner cette manière de faire ; mais la routine est là, et le décapeur continue toujours à aspirer son tuyau.

HYGIÈNE ET PROPHYLAXIE DES AFFECTIONS DENTAIRES CAUSÉES PAR LES ACIDES.

Tous les sujets exposés, par le fait de leur profession, aux altérations dentaires que déterminent les acides, doivent prendre des précautions de propreté quotidiennes.

Mais, il faut que les poudres ou les eaux employées soient complètement dépourvues de substances acides.

*
* *

MM. Chapin, A. Harris[1] et Ph.-H. Austen, recommandent les deux poudres suivantes :

Craie préparée.	120	grammes.
Racine d'iris pulvérisée.	120	—
Cannelle pulvérisée.	16	—
Bicarbonate de soude.	2	—
Sucre blanc.	30	—
Essence de citron.	XV	gouttes.
Essence de rose.	II	—

ou

Craie préparée.	60	grammes.
Racine d'iris pulvérisée.	60	—
Pierre ponce pulvérisée..	30	—

1. Chapin, A. Harris et Ph.-H. Austen, *L'art du dentiste*. Paris, 1874.

Ils préconisent encore la poudre suivante :

Carbonate de magnésie.	60	grammes.
Craie préparée.	30	—
Poudre très fine de pierre ponce. .	5	—
Essence de menthe.	XX	gouttes.
Carmin	Q. s.	

Sauf la pierre ponce, que nous n'approuvons pas, ces trois préparations sont évidemment bonnes ; mais dans le cas qui fait le sujet de ce chapitre, on peut se borner simplement à prescrire l'usage du bicarbonate de soude en poudre.

C'est évidemment à la substance alcaline qu'il faut s'attacher avant tout.

Quant à l'eau dentifrice, on peut recommander tout simplement l'eau de Vichy la moins gazeuse, ou bien encore l'eau distillée, dans laquelle on ferait dissoudre 4 à 5 grammes de bicarbonate de soude par litre.

CHAPITRE VI.

LA MORPHINE.

L'histoire des altérations dentaires consécutives à l'emploi de la morphine est encore de date toute récente.

Au mois de mai 1885, le docteur Combe[1] lisait pour la première fois, à l'Académie de médecine, un travail sur cette question.

Le docteur Combe, présenté par l'éminent académicien M. Rochard, s'est borné à étudier les altérations des dents chez les morphinomanes ; il n'a point étendu son travail à l'étude des mêmes altérations chez les ouvriers qui fabriquent la morphine.

Quant à nous, notre expérience nous a permis, comme au docteur Combe, de constater assez souvent ce genre d'altérations chez les morphinomanes ; mais, malgré nos recherches, nous n'avons encore pu être appelé à soigner un ouvrier fabricant de morphine ; nous ne pouvons classer ce chapitre que parmi les hypothèses.

La nocuité de la morphine sur les dents est si évidente chez les morphinomanes, qu'il est logiquement

1. *Comptes-rendus Acad. méd.*, mars 1885.

permis de supposer qu'elle s'exerce chez les ouvriers appelés à manier cette substance chimique.

Nous nous bornerons, d'ailleurs, à résumer en quelques mots les caractères des altérations dentaires dues à la morphine, tels que nous les avons vus et tels que les a déjà décrits le docteur Combe.

* * *

La saturation par la morphine amène des altérations qui ont surtout l'ivoire des dents pour siège.

Ces altérations se montrent d'abord sur les grosses molaires, au niveau de leur surface de trituration, puis sur les bicuspides, les incisives, et finalement sur les canines.

L'altération dentaire due à la morphine marche avec une rapidité étonnante ; en moins d'une année, chez les sujets saturés, elle peut s'étendre à tout le système dentaire. Par contre, elle est rarement l'occasion de douleurs et ne détermine jamais de périostite.

Les dents se carient surtout au niveau de leur surface triturante ; la carie amène une cavité molle, facilement entamable.

Voici comment M. Rochard[1], reprenant la communication du docteur Combe, explique à l'Académie l'existence de ces caries :

« Ces altérations, dit-il, peuvent s'expliquer par ce fait que l'abus de la morphine amène un trouble de la nutrition générale. L'on sait, en effet, que les morphinomanes sont sujets à présenter une série d'abcès et

1. *Comptes-rendus Acad. méd.*, mars 1885.

de gangrènes partielles, que leurs plaies n'ont pas la vitalité des plaies ordinaires, et que les opérations pratiquées sur eux sont plus dangereuses que celles pratiquées sur les individus sains, ainsi que M. Verneuil l'a précédemment démontré. De même leur salive se trouve altérée.

« Peut-être aussi devrait-on attacher quelque importance aux troubles gastriques si fréquents chez les morphinomanes. Cet accidents gastriques, analogues aux accidents que l'on observe chez les gastralgiques, se traduisent par une acidité spéciale de la salive, qui ronge les dents et fait disparaître toute la partie intrabuccale de ces organes. »

HYGIÈNE ET PROPHYLAXIE DES AFFECTIONS DENTAIRES CAUSÉES PAR LA MORPHINE.

Chez les morphinomanes, il faut, pour obtenir la guérison ou plutôt l'enrayement des caries dentaires, agir à la fois sur l'état général et sur l'état local.

*
* *

Il faut supprimer graduellement les injections de morphine et conseiller l'hydrothérapie.

Ensuite, il faut obliger les malades à avoir un soin extrême de leur bouche et de leurs dents.

*
* *

Des lotions fréquentes bicarbonatées iodiques sont

indispensables ; comme poudre dentifrice, il faut employer le carbonate de magnésie.

— Nous en avons fini avec l'étude des altérations professionnelles de la bouche et des dents d'origine chimique.

Ce travail, assurément, est fort incomplet et fort abrégé. Nous croyons cependant avoir fait œuvre utile, en abordant les points les plus importants du vaste plan que nous avons entrepris.

La seconde partie sera consacrée, comme nous l'avons dit au début de cet ouvrage, aux altérations dentaires d'origine mécanique. Nous y traiterons donc de l'usure, des fractures et des luxations des dents. La recherche des causes de ces lésions nous amènera à parler des professions les plus importantes au point de vue de notre étude.

ALTÉRATIONS PROFESSIONNELLES

DE LA BOUCHE ET DES DENTS

D'ORIGINE MÉCANIQUE.

Les altérations dentaires d'origine mécanique sont représentées par les trois ordres suivants de lésions : l'usure, les luxations, les fissures, craquelures et fractures.

Nous décrirons brièvement les divers symptômes présentés par ces lésions, puis nous parlerons de quelques professions qui exposent à ce genre d'accidents.

*
* *

Comme on peut le voir, cette seconde partie de notre travail ne peut présenter l'intérêt de la première, car son développement se trouve fatalement limité.

Si nous décrivions longuement l'usure, les luxations et les fractures des dents, nous ne ferions, en agissant ainsi, qu'œuvre de pathologiste, ce qui n'est pas notre but. Si, au contraire, nous nous arrêtions, avec des détails nombreux, sur toutes les professions dans lesquelles les ouvriers peuvent se briser, se luxer, s'user les dents, nous n'arriverions qu'à faire une énumération fastidieuse de métiers. D'autre part, la question hygiénique qui a été pour nous, dans tout le cours de cet ouvrage, un objet constant de préoccupations, nous est encore fermée dans le cas présent.

Quels conseils, en effet, pouvons-nous donner aux ouvriers pour éviter les altérations dentaires d'origine mécanique ? S'ils ne sont pas illusoires, ils sont à coup sûr enfantins, tant ils tombent sous le bon sens de chacun. Si, par exemple, l'ouvrier verrier se brise parfois les dents avec la canne à souffler dont il fait usage, il est évident que cet ouvrier n'a, pour obvier à cet accident, qu'à prendre la précaution de ne pas heurter trop violemment sa canne contre ses arcades dentaires, ou bien qu'à avoir soin de la garnir d'un corps souple comme le caoutchouc. Si l'ouvrière, souffleuse de perles, s'use les dents avec le chalumeau, elle n'a qu'à ne pas serrer trop fort, et qu'à ne pas tourner ce chalumeau entre ses dents. L'ouvrier cordonnier doit veiller à ne pas porter le ligneul à sa bouche comme il le fait trop souvent, etc.

Ce sont là, comme on le voit, des conseils hygiéniques qui n'ont pas besoin d'être enseignés. Chacun les connaît, car chacun sait que le seul moyen d'éviter une blessure causée par un coup ou par un objet étranger quelconque, c'est de ne pas s'exposer à recevoir ce coup, c'est de ne pas toucher à ce corps étranger.

Et ici, qu'il nous soit permis d'ouvrir une parenthèse pour crier casse-cou à quantité de jeunes femmes et de jeunes filles que nous voyons quotidiennement à notre cabinet. La plupart ont les dents craquelées, fendues, ébrêchées. Et quand on les interroge pour savoir l'origine du mal, on apprend qu'elles se fendent les dents en cassant du fil avec leurs dents, ou encore, mode très répandue, en tenant dans leur bouche les épingles à cheveux pendant qu'elles se coiffent. Ce ne sont pas des altérations professionnelles, comme on peut en juger, mais si cette observation peut tomber sous les yeux de quelques esprits judicieux qui en feront leur profit, nous nous louerons d'avoir glissé cette remarque dans le corps de cet ouvrage.

CHAPITRE Ier.

DESCRIPTION SUCCINCTE DES PRINCIPALES LÉSIONS TRAUMATIQUES DENTAIRES.

Les principales lésions traumatiques dentaires sont : l'*usure*, les *luxations*, les *fissures*, *craquelures* et *fractures*. Nous allons les passer successivement en revue.

*
* *

a) USURE DENTAIRE.

L'usure dentaire reconnaît pour principale cause, les frottements : soit les frottements réciproques des arcades dentaires l'une contre l'autre, soit les frottements répétés d'un corps étranger quelconque avec les dents.

Les frottements d'avant en arrière, et surtout les frottements qui sont déterminés par un mouvement de rotation sont les plus dangereux. La constriction des dents sur un objet est moins active, tout en étant nuisible.

Un exemple fera bien comprendre notre pensée : l'instituteur qui garde quelquefois son crayon ou son porte-plume entre les dents, une bonne partie de la journée, use moins ses dents par le fait de la constriction qu'il exerce sur le crayon que par le mouvement de rotation (assez comparable au mouvement d'un essieu) qu'il imprime parfois machinalement avec la main à cet objet.

Il va sans dire que la mastication et même le mode d'alimentation forment une classe importante parmi les causes de l'usure dentaire. Nous n'avons pas à nous y arrêter, puisque nous nous plaçons toujours au point de vue des altérations professionnelles de la bouche et des dents.

L'usure dentaire peut intéresser la totalité de la couronne dentaire ou seulement une partie. Au point de vue ethnique, on distingue l'usure transversale, l'usure oblique externe et l'usure oblique interne.

Dans la plupart des cas d'usure dentaire d'origine professionnelle, l'usure frappe un des côtés de la dent, ou plutôt le côté externe d'une dent et le côté interne de la dent voisine. Il se fait une petite dépression en forme de nid de pigeon ayant au centre une solution de continuité légère qui n'est autre que la partie supérieure de l'interstice normal qui sépare les deux dents usées.

Les conséquences de l'usure dentaire sont quelquefois nulles, surtout dans les cas où cette usure est légère ; quelquefois, au contraire, elles sont fort sérieuses et se traduisent par de la carie avec des douleurs assez vives pour nécessiter des soins spéciaux.

*
* *

b) LUXATIONS DENTAIRES.

Les luxations dentaires résultent soit du choc d'un corps étranger sur les dents, soit d'une chute sur la face ; la première cause seule est intéressante pour nous, puisque seule elle rentre dans le cadre de notre ouvrage.

On distingue deux espèces de luxations : la luxation *incomplète* et la luxation *complète*.

On dit que la luxation est incomplète, quand la dent luxée a subi un simple ébranlement, qu'elle soit ou non déplacée.

On dit que la luxation est complète, quand la dent a été projetée hors de l'alvéole.

Les conséquences des luxations dentaires sont les suivantes : d'abord un défaut de solidité de la dent, ensuite son attitude vicieuse et parfois son extraction définitive ; souvent, enfin, il se produit un certain degré de gonflement ainsi que de la gingivite.

*
* *

c) FISSURES, CRAQUELURES ET FRACTURES DENTAIRES.

Les causes des fissures, craquelures et fractures dentaires sont identiquement les mêmes que celles que nous avons citées à propos des luxations : les coups portés directement sur les dents, les commotions violentes de la tête et particulièrement celles qui sont consécutives à une chute sur la face.

Les *fissures* et les *craquelures* des dents ressemblent

absolument à ces craquelures qu'on observe sur certaines faïences. C'est l'émail de la dent qui se fendille.

Elles n'ont pas grandes conséquences ; elles prédisposent les dents à la carie, mais beaucoup moins que les fissures congénitales.

Les transitions brusques de température auxquelles les dents sont souvent soumises peuvent déterminer ce genre d'accidents : la bouche est-elle portée pendant l'absorption d'un mets ou d'une boisson quelconque à 40° et 50° pour être ensuite abaissée à 0° par le contact d'une glace ou d'un sorbet, il n'en faut pas davantage pour occasionner une fissure ou une craquelure.

Quant aux *fractures*, elles ne sont que l'exagération de ces deux premiers degrés.

On peut les diviser en fractures *simples* ou *partielles*, en fractures *complètes* et en fractures *comminutives*.

Les fractures simples sont celles qui ne déterminent qu'une perte de substance dentaire partielle, d'un fragment.

Les fractures complètes divisent la dent en deux parties et passent par la cavité centrale.

Les fractures comminutives sont celles dans lesquelles la dent est brisée en un plus ou moins grand nombre de fragments, voire même réduite presque en poussière.

Les accidents consécutifs aux fractures sont plus ou moins accentués selon l'intensité de la lésion produite.

Il se déclare souvent une sensibilité comparable à celle de la carie. Parfois, la pulpe s'enflamme et on voit se produire une véritable pulpite. Le périoste lui-même peut s'enflammer ainsi que la gencive. Enfin, signalons une hémorragie légère qui se produit presque constamment au moment même de la fracture.

CHAPITRE II.

SUR QUELQUES PROFESSIONS DANS LESQUELLES ON OBSERVE LES TRAUMATISMES DENTAIRES.

Nous ne parlerons que des trois métiers suivants : du cordonnier, du verrier et du souffleur de perles. Nous serons, d'ailleurs, très bref sur chacun de ces points, n'ayant rien à dire de particulièrement intéressant.

a) LE CORDONNIER.

Dans le métier de cordonnier, l'ouvrier manque rarement l'occasion de se servir de ses dents pour tirer sur le *ligneul,* qui lui sert à coudre la chaussure.

On comprend combien les traumatismes dentaires doivent être fréquents chez ces ouvriers. Presque toutes leurs dents sont atteintes, les unes de fissures, les autres de luxations ou de fractures. Ils ont les dents entièrement ébréchées.

Ce sont là des faits d'observation courante.

*
* *

b) LE VERRIER.

L'ouvrier verrier se sert d'une canne pour souffler le verre.

Or, cette canne est non seulement pour lui la porte d'entrée d'un bon nombre de maladies contagieuses, et particulièrement de la syphilis, mais encore occasionne souvent le bris de quelques-unes de ses dents.

La rapidité avec laquelle le souffleur de verre est obligé d'opérer, lui fait forcément faire des mouvements brusques et violents, et la canne, portée avec trop de force à la bouche, finit toujours, à un moment donné, par frapper contre une ou plusieurs dents et par déterminer une fracture.

*
* *

c) LA SOUFFLEUSE DE PERLES.

La souffleuse de perles a l'habitude de placer son chalumeau entre les dents. Il se produit alors un mouvement de va-et-vient d'avant en arrière, ainsi qu'un mouvement de rotation, qui ne tardent pas à user les arcades dentaires.

Le dessinateur et le maître d'école arrivent au même résultat en contractant l'habitude de garder entre les dents un crayon ou un porte-plume sans cesser de le mâchonner.

Voici, d'ailleurs, une observation que nous avons recueillie le jour même où nous écrivons ces lignes. Il nous eût été facile d'en citer des centaines; nous n'avons pas cru devoir le faire, car il nous semble inutile d'accumuler des faits pour démontrer une chose évidente par elle-même :

« Mademoiselle Léontine M..., vingt et un ans, institutrice depuis 1879, présente les lésions dentaires suivantes : la deuxième incisive droite du maxillaire inférieur est légèrement usée, puis déviée de dedans en dehors, et de droite à gauche ; le bord gauche empiète dans la première incisive droite. En outre, la canine droite du maxillaire supérieur est fracturée transversalement. Enfin, plusieurs dents présentent quelques fissures. »

Dans cette courte observation, nous trouvons donc là tous les traumatismes dentaires dont nous avons parlé.

Or, voici ce que nous a raconté notre cliente : elle a l'habitude, lorsqu'elle travaille, de serrer son crayon ou son porte-plume entre ses dents, au niveau des incisives ; de là cette luxation que nous avons notée et un certain degré d'usure. Quant à la fracture de la canine droite supérieure, elle s'est produite sous le choc d'un crayon porté avec une certaine vivacité à la bouche ; cette canine, d'ailleurs, était cariée depuis assez longtemps, et n'avait pas été obturée.

— Nous avons constaté de semblables altérations chez une souffleuse de perles, il y a également très peu de temps. Malheureusement nous n'avons pas eu le temps de prendre quelques notes à son sujet.

CHAPITRE III.

QUELQUES CONSEILS HYGIÉNIQUES A PROPOS DES LÉSIONS TRAUMATIQUES DENTAIRES.

Nous ne voulons point donner ici le traitement des traumatismes dentaires, mais bien quelques conseils prophylactiques.

*
* *

1° Usure. — Le meilleur traitement préventif de l'*usure* consiste dans l'application sur les arcades dentaires d'un capuchon métallique en or ou préférablement en gutta-percha, moulé sur les surfaces et qui puisse s'appliquer pendant le temps où l'ouvrier travaille.

Quant au traitement curatif, chaque dentiste sait qu'il varie nécessairement suivant les circonstances ; tantôt, il faut recourir aux cautérisations avec le galvano-cautère, tantôt à la trépanation de la dent. Souvent, enfin, il faut détruire la pulpe dentaire pour arriver ensuite à obturer la dent.

*
* *

2° Luxations. — Le meilleur moyen prophylactique pour éviter les luxations dentaires consiste, comme pour l'usure, dans l'emploi d'un capuchon en gutta-percha. Ce capuchon protège forcément les arcades dentaires contre les traumatismes.

En ce qui concerne le traitement curatif, voici quelques détails :

Si la luxation est incomplète, il faut redresser la dent et la fixer au moyen de bandages contentifs prenant un point d'appui sur les dents voisines. Nous n'insistons pas, ces détails rentrant trop directement dans la pratique même de la prothèse dentaire.

Si la luxation est complète, il faut rétablir immédiatement les dents en place, faire ce qu'on appelle la *greffe dentaire.*

*
* *

3° Fractures. — Nous ne parlerons pas du traitement de la pulpite, de la gengivite et de la périostite.

Le traitement de la fracture dentaire consiste dans l'immobilisation rigoureuse, avec contact, des deux fragments.

Cette immobilisation peut se faire au moyen d'un bandage ou mieux d'une gouttière en gutta-percha.

La consolidation est toujours très lente à se produire.

Comme pour l'usure et pour les luxations, c'est aussi au capuchon en gutta-percha qu'il faut recourir pour protéger les dents ; ce qui les protège contre un genre de traumatisme peut les protéger contre tous les autres.

*
* *

Ajoutons, enfin, que le cordonnier devra ne plus se servir de ses dents pour tirer sur le ligneul. Le temps est arrivé aujourd'hui où les chaussures doivent être faites mécaniquement, et non plus manuellement. Le savetier doit être seul à recourir à ce moyen qui ne présente que l'avantage d'être peut-être économique, ce qui même nous paraît rester à démontrer.

La souffleuse de perles doit se servir d'un chalumeau automatique, c'est-à-dire marchant au moyen d'une soufflerie mue par une pédale.

Le verrier doit avoir soin de garnir de caoutchouc l'extrémité buccale de sa canne à souffler. C'est là un bien petit moyen, mais il peut néanmoins servir à amortir les chocs.

FIN.

INDEX BIBLIOGRAPHIQUE

LE PLOMB.

Archambault. Empoisonnement saturnin par la poussière de cristal chez les ouvriers travaillant à la contre-oxydation du fer. (Arch. méd., 1861.)

Baierlacher. Influence du travail de la dentelle. (Journ. const. méd. chir., 1658.)

Bouchardat. Traité d'hygiène. Paris, 1883.

Bouchut (*E.*). Mémoire sur l'industrie et l'hygiène de la peinture au blanc de zinc. (Ann. d'hyg. et de méd. lég., t. XLVII.)

Bréchot fils. Mémoire sur les accidents résultant de la fabrication de la céruse. (Ann. d'hyg. et de méd. lég., t. XII, p. 72.)

Chenet (service de Proust). Intoxication saturnine chez les passementiers qui préparent les mèches à briquet. (France méd., 1875.)

Chevallier (*A.*). Recherches sur les causes de la maladie dite colique de plomb chez les ouvriers qui préparent la céruse. (Ann. d'hyg. et de méd. lég., t. XV, p. 1.)

— Rapport sur la fabrique de blanc de céruse de M. Th. Lefèvre.

— De l'emploi du carbonate de plomb dans la préparation des dentelles dites de Bruxelles. (Ann. d'hyg. et de méd. lég., t. XXXVII, p. 121.)

— Sur l'hygiène des ouvriers en général, et sur celle des cérusiers en particulier. (Ann. d'hyg. et de méd. lég., t. XLVIII, p. 331.)

Chorley. De plumbi in corpus humanum viribus, et noxarum remediis. Lugd. Bat., 1781.

Combes. Rapport sur la fabrication de la céruse en France, au point de vue de la santé des ouvriers. (Comptes-rendus de l'Acad. des sc. Paris, t. XXIV, 1849, p. 575.)

Coulier. Question de la céruse et du blanc de zinc. Paris, 1852, in-8.

Dalmenesche. Observations sur les causes de la colique de plomb chez les tisserands à la Jacquart; moyens d'y remédier. (Ann. d'hyg. et de méd. lég., t. XXVIII, p. 205.)

Didierjean. Recherche du plomb dans l'encéphale d'un ouvrier étameur. (Gaz. méd., 4e sér., t. III, 1874).

Duchesne. Colique de plomb chez les ouvriers émailleurs en fer. (Ann. d'hyg., 1861.)

Gallard. De la fabrication du verre mousseline. (Ann. d'hyg. pub., 1866.)

Gubler. Des moyens de diminuer les dangers qui résultent pour les travailleurs des différentes industries de l'emploi de substances minérales toxiques, mercure, plomb, arsenic, etc. (Congrès international d'hygiène, 1878, p. 598.)

Hillairet. Sur l'intoxication saturnine des ouvriers qui travaillent à la fabrication du verre mousseline. (Bull. Acad. méd., 1865.)

Jackson. Diseases of miners of Arkendale and Swalldale. (Brit. med. Journal, 1857.)

Lagrange et *Troisier*. Recherche du plomb dans l'encéphale d'un ouvrier étameur. (Gaz. méd. Paris, 1874.)

Lancereaux (*E.*). Note sur l'intoxication saturnine déterminée par la fabrication du cordon-briquet. (Ann. d'hyg., 2e série, t. XLIV, 1875.)

Layet. Fabrication du minium. (Gaz. heb. de Bordeaux, 18 septembre 1880.)

Malherbe. Mèches à briquet. (Journ. méd. Ouest, 1880.)

Manouvriez. Recherches cliniques sur l'intoxication saturnine locale et directe par absorption cutanée. (Thèse. Paris, 1874.)

Maunoury et *Salmon*. Plombage des meules de moulin à farine. (Gaz. méd., 1865.)

Mesnil (du). Hygiène des ouvriers employés à la fabrication du verre mousseline. (Ann. d'hyg. pub., 1865.)

— Des accidents saturnins observés chez les ouvriers employés à la fabrication des meubles de laque. (Ann. d'hyg., 1874.)

Napias et *Gubler*. Moyen de combattre l'intoxication plombique par le persulfure de fer hydraté. (Congrès d'hyg., 1878, rapport 60.)

Paul. Sur certaines maladies saturnines. (Th. Paris, 1861.)

Proust. Traité d'hygiène. Nouvelle maladie professionnelle chez les polisseurs de camées. (Ann. hyg., 1878.)

Richelot. De la substitution du blanc de zinc au blanc de plomb. (Paris, 1852.)

Ruolz (De). Mémoire sur la substitution de l'oxyde blanc d'antimoine à la céruse. (Acad. des sc., 13 nov. 1843.)

Stockhusen. Traité des mauvais effets de la fumée de la litharge, traduit par Guardane, pour servir à l'histoire des maladies des artisans. Paris, 1776.

Strauss. De cerussæ effectu in organismum animalem. (Marburgi, 1854.)

Tardieu (A.). Dict. d'hyg. Paris, 1852.

— Sur la suppression de la fabrication et l'emploi de la céruse. (Mon. des hôp., 1853.)

Thibault (V.). Affections saturnines chez les dessinateurs en broderie, les ouvrières en dentelles. (Ann. d'hyg., 1856.)

Troisier et *Lagrange*. Recherche du plomb dans l'encéphale d'un ouvrier étameur. (Gaz. méd., Paris, 1874.)

LE MERCURE.

Alfaro. Sur les maladies auxquelles sont exposés les ouvriers employés aux mines de plomb et de mercure en Espagne. (Gaz. méd. Madrid, 1835, p. 308.)

Arevaca (*Vicente de*). Etudes sur les mines d'Almaden. (Boletin de medicina, n° 123. Madrid.)

Baierlacher. Influence du travail de la dentelle. (Journ. des conn. méd. chir., 1858.)

Bathurst Woodman. Cases of chronic mercurial poisoning from the use of pink and red vulkanite in artificial gums. (Hospital Reports, 1874.)

Bouchard. Cas d'intoxication mercurielle. (Gaz. méd. Paris, 1873.)

Bouchardat. Traité d'hygiène.

Chevallier. De l'intoxication par l'emploi du nitrate acide de mercure chez les chapeliers. (Th. Paris, 1860.)

Desplats. Hist. sanitaire des fabriques de céruse à Lille, depuis 1866 jusqu'en 1878.

Grapin. Des effets des vapeurs mercurielles sur l'homme. (Arch. gén. de méd., 1845.)

Hillairet. Note sur un nouveau moyen de préparer sans mercure les poils de lièvre et de lapin, destinés à la fabrication des chapeaux de feutre. (Bull. Acad. méd., 1872.)

Jussieu (*A. de*). Sur les mines d'Almaden in Hist. Acad. roy. des sc. pour l'année 1719. Paris, 1721.

Keller. Maladies des ouvriers employés dans les manufactures de glaces. (Gaz. hebd., 28 décembre 1868.)

Lefèvre. Effets toxiques des vapeurs mercurielles. (Journ. méd. Bord., 1848.)

Martin de Guérard. Sur le tremblement produit chez les doreurs sur métaux par l'effet des vapeurs mercurielles. Paris, 1818.

Meyer. Influence de l'ammoniaque dans les ateliers où on emploie le mercure. (Comp.-rend. Acad. sc., 1873.)

Patissier. Maladies des ouvriers, etc. Paris, 1822.
Proust. Traité d'hygiène.
Ramazzini. Maladies des artisans.
Thibault. Dessinateur en broderies sur étoffe, ouvrières en dentelles. (Ann. hyg., 1856.)

LE PHOSPHORE.

Andant. De l'empoisonnement par le ph., son trait. par l'ess. de téréb. (Bull. thérap., t. LXXV, p. 296, 1868; et Ann. d'hyg. et méd. lég., t. XL, p. 397, 1874.)
Bellini. Sulla essenza di trementina comme mezzo atto a diminuire la nouvolezza delle emanazioni fosforiche nelle fabriche di fiammiferi. (Lo Sperimentale, 1868.)
Bergeron (G.). Art. Ph. dict. de Jaccoud.
Bibra und Geist (Von). Die Krankheiten der Arbeiter in den Phosphorzündholzfabriken. Erlangen, 1847.
Bouchardat. Traité d'hygiène.
Bouvier. De la névrose phos. et de la prohibition des allum. chimiques. (Bull. acad. méd., t. XXV, p. 1031, 1860.)
Brauet. Empois. par le ph. (Th. Paris, 1863.)
Breyton. Intox. ph. (Th. Paris, 1860.)
Brullé. Intox. ph. (Th. Paris, 1860.)
Bucquoy. Empois. ph. (France méd., n°s 55, 56, 1876.)
Cantilena (Paolo). Empois. ph. (Goem. venet. de sc. méd., 1873.)
Chapusot. Ph. (Th. Paris, 1866.)
Chaumier. Etude chim. hyg. et méd. lég. sur le ph. (Th. Paris, 1859.)
Chenantais. Nécrose phosphoriée. (Journ. méd. Ouest, avril 1882.)
Chevallier. Mémoire sur les allum. chim., etc. (Ann. hyg. pub., 1861.)
— Recherches sur le ph. amorphe substitué au ph. ordinaire. (Ann. hyg., 2e série, t. III, p. 124.)

Crocq. Rapport au congrès médical international de Bruxelles, 1875.

Dupasquier. Mémoire relatif aux effets des émanations phos. sur les ouvriers employés dans les fabriques de ph. et les ateliers où on prépare les allum. chim. (Ann. hyg. et méd. lég., t. XXXVI, p. 342.)

Faraday. Moyen propre à préserver les ouvriers des fabriques d'all. (Acad. sc., 1856.)

Fournier et Ollivier. Note sur un cas d'intoxication professionnelle par le ph. de forme aiguë et sidérante. (Un. méd., Gaz. heb., 1868.)

Galbruner (*Ch.*). Sympt. empois. ph. (Th. Paris, 1878.)

Gallard. Notes et observ. de méd. lég. et d'hyg. (Paris, Baillière.)

Gaultier de Claubry. Des allum. chim. avec et sans ph. (Ann. hyg., 2e série, t. XII, 1859, p. 260.)

Glenard (*A.*). Sur la fabrication du ph. et des allum. phos. à Lyon. (Gaz. méd. Lyon, 1856, p. 95.)

Hervieux (*E.*). De la nécrose des mâchoires produite par l'influence des vapeurs de ph. dans la fabrication des all. chim. (Un. méd., 1848, p. 200.)

Heyfelder. Mémoire sur la nécrose des os maxill. (Arch. gén. méd., 1845, t. IX, p. 204.)

Jabely. Empois. ph. (Th. Paris, 1864.)

Magitot. Note in compt.-rend. Acad. sc., 26 octobre 1875.

Mâreau (*E.*). Intox. ph., son trait. par l'ess. de térébenthine. (Th. Paris, 1881.)

Moulin (*Du*). Mémoire sur les allum. chim. (Bull. soc. méd. de Gand, 1861.)

Orfila et *Rigout*. Ph. rouge. (Acad. des sc., 1856.)

Personne. Emploi de la téréb. pour combattre l'empois. ph. (Comptes-rendus Acad. sc., t. LXVIII, p. 543.)

Poggiale. Rapport sur la fabrication et l'emploi des allum. chim. (Bull. Acad. méd., t. XXV, p. 1031, 1860.

Proust. Traité d'hygiène.

Rommelaere. Bull. Acad. méd. Belgique, t. V. 3e série, n° 9, et t. VIII, 3e série, n° 13.

Roussel (*Th.*). Recherches sur les maladies des ouvriers employés à la fabrication des allum. chim. Paris, 1846.

Sédillot. Nécrose des os de la face produite par le phosphore. (Compt.-rend. Acad. sc., t. XXII, 1847, p. 437.)

Strohl. Mémoire sur la nécrose des os maxill. (Gaz. méd. de Strasbourg, nov. 1845.)

Tardieu. Dictionnaire d'hygiène.

— Etude historique et médico-lég. sur la fabrication et l'emploi des allum. chim. (Ann. hyg., 2e série, t. VI, p. 5, 1856.)

L'ARSENIC.

Beaugrand (*E.*). Des différentes sortes d'accidents causés par les verts arsénicaux employés dans l'industrie. (Gaz. des hôpit., 1859, nos 25, 28.)

Blandet. Mémoire sur l'empoisonnement externe par le vert de Schweinfurt, ou de l'œdème, de l'éruption professionnelle des ouvriers en papiers peints. (Journ. méd. de Beau, t. III, p. 112, 1845.)

Bouchardat. Traité d'hygiène.

Broeck (*Van den*). Sur les accidents produits par l'emploi des verts arsénicaux chez les ouvriers fleuristes. (Bull. Acad. de méd. Belgique.)

Chevallier. De la fuschine. (Ann. hyg., 1866.)

— Essai sur les maladies qui atteignent les ouvriers qui préparent le vert arsénical. (Ann. d'hyg., 1847, t. XXXVII, p. 56.)

Charvet. Etude sur une épidém. parmi les ouvriers employés à la fabricat. de la fuschine. (Ann. hyg., 1863.)

Clarke. On arsenical disease, on the disorders produced by arsenical papers and colours. (The Brit. méd. Journ, 1873.)

Combe. De l'acide arsénieux dans les applications à la thérapeutique de la carie dentaire. (Th. Paris, 1879).

Ferrand. Influence sur la santé publ. de la fabrication de l'aniline et des produits qui en dérivent. (Gaz. méd. Lyon, 1866.)

Follin. Sur l'éruption papulo-ulcéreuse qu'on observe chez les ouvriers qui manient le vert de Schweinfurt. (Arch. gén. méd., 5e série, t. X, p. 683, 1857.)

Howitz. Arsenvergiftung durch grüngefarbtes Papier. (Zeits. f. prakt. Heilk, 1864.)

Rittel. Conjonctivitis erzeugt durch die Einwirkung von Schweinfurter-Grün. (Allg. Wien. med. Zeit., 1873.)

Ruaggs, Morell Mackenzie. Empoisonnement par les vapeurs d'aniline. (Ann. hyg., 1863.)

P. de Pietra-Santa. Existe-t-il une affection propre aux ouvriers en papiers peints qui manient le vert de Schweinfurt? (Ann. hyg., 2e série, t. X, p. 339, 1858.)

Proust. Traité d'hygiène.

Richardson. Aniline-poisining from a crimson neck-handkerchief. (Philad. méd. Times, 1873.)

Rivet. Des ulcères survenant chez les ouvriers qui emploient le vert de Schweinfurt. (Union méd., 1873.)

Sonnenkalb. Anilin und Anilinfarben in toxikologischer und medicinalpolizeilicher Beziehung. Leipzig, 1864.

Stevenson. Préparations arsénicales ; ses dangers sur les dents pour la carie. (Brit. méd. journ., 6 mars 1880.)

Trébuchet. Préparation des étoffes arsénicales. (Ann. hyg., 1862.)

Vernois (M.). Mémoire sur les accidents produits par l'emploi des verts arsénicaux chez les ouvriers fleuristes en général et chez les apprêteurs d'étoffes, etc. (Ann. hyg., 2e série, t. XII, p. 319, 1859.)

LES ACIDES.

Harris, Austen et Andrieu. Traité sur l'art dentaire.
Leber et Rottenstein. Recherches sur la carie dentaire. 1868.
Magitot. Traité de la carie dentaire. Paris, 1867.
Tardieu. Dict. d'hyg., articl. *Chinois.*
Westcott et *Dalrymphe.*

LA MORPHINE.

Ball. Leçons sur la morphinomanie. Paris, 1885.
Combe. Bull. Acad. méd. Mars 1885.
Rochard. Bull. Acad. méd. Mars 1885.

LÉSIONS TRAUMATIQUES DENTAIRES.

Dictionn. de Dechambre. Art. Carie et art. Dent. (Voir aussi les autres dict.)
Guinand. Plaques opalines de la bouche chez les souffleurs de verre. (Lyon méd. journ., 27 juin 1880.)
Harris, Austin et Andrieu. Traité de l'art dentaire. (Voir les autres traités.)
Maurel. Fractures dentaires. (Arch. de méd. navale, janvier 1875.)
— Luxations dentaires. (Arch. de méd. navale, avril 1875.)

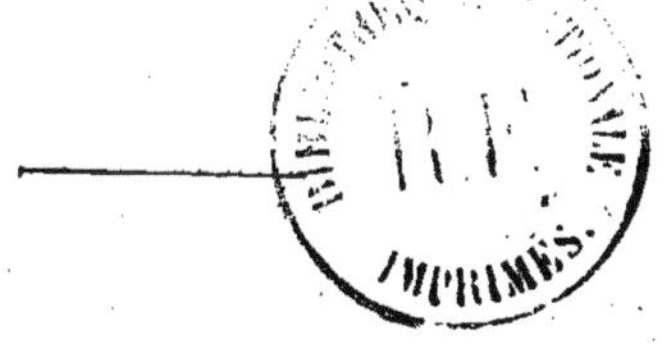

TABLE DES MATIÈRES

ALTÉRATIONS PROFESSIONNELLES DE LA BOUCHE ET DES DENTS D'ORIGINE CHIMIQUE.

ALTÉRATIONS PROFESSIONNELLES DE LA BOUCHE ET DES DENTS D'ORIGINE MÉCANIQUE.

Chartres, — Imprimerie DURAND, rue Fulbert.

www.ingramcontent.com/pod-product-compliance
Ingram Content Group UK Ltd.
Pitfield, Milton Keynes, MK11 3LW, UK
UKHW020234220726
13923UKWH00002B/636

9 782016 194386